Dr. rer. nat. Anja Bettina Irmler
Dr. med. Georg Wolz

Sekundäre Pflanzenstoffe

EINSATZ IN DER NATURHEILKUNDLICHEN THERAPIE

Inhaltsverzeichnis

Vorwort

Ernährungsmedizinische und orthomolekulare Ansätze haben bisher oft eine bedeutende Substanzgruppe vernachlässigt – die sekundären Pflanzenstoffe. Allein schon die (Ab-)Klassifizierung als „sekundär" vermittelt den Eindruck, als seien diese Stoffe für den menschlichen Organismus nur zweitrangig. Verstärkt wird dieser falsche Eindruck noch dadurch, dass die Nährstofftabellen auf Lebensmitteln zwar Vitamine, Mineralstoffe und Spurenelemente ausweisen, sekundäre Pflanzenstoffe aber bisher überhaupt nicht berücksichtigen.

Dieses Buch soll einen Beitrag zum besseren Verständnis dieser für eine gesunde und abwechslungsreiche Ernährung sehr wohl enorm wichtigen Substanzklasse leisten. Denn immer neue Studienergebnisse bescheinigen den unterschiedlichen sekundären Pflanzenstoffen antioxidative, antimikrobielle, antikanzerogene, immunmodulierende, antithrombotische und antientzündliche Wirkungen. Es gibt mittlerweile über 70.000 wissenschaftliche Publikationen über die sogenannten „Phytochemicals".

In diesem Buch werden die unterschiedlichen sekundären Pflanzenstoffe wie Flavonoide, Phenolsäure und Carotinoide im Hinblick auf deren medizinische Wirkung vorgestellt. Im Vordergrund stehen die Einsatzmöglichkeiten bestimmter Obst- und Gemüsesorten als Träger von spezifischen sekundären Pflanzenstoffen in Prävention und Therapie entzündungsgetriggerter Erkrankungen. Denn Entzündungen sind der Kern vieler Gesundheitsprobleme. Und deren Lösung – dafür gibt es immer mehr Anzeichen – liegt offenbar zu einem großen Teil in der richtigen Ernährung.

Dr. rer. nat. Anja Bettina Irmler

Dr. med. Georg Wolz

1 Einleitung

1.1 Was sind sekundäre Pflanzenstoffe?

Epidemologische Studien zeigen, dass pflanzliche Lebensmittel wie Obst, Gemüse, Tee und Nüsse einen sehr positiven Effekt auf die Gesundheit haben. Dieser Effekt wird vor allem auf die Gruppe der sekundären Pflanzenstoffe zurückgeführt.
Sekundäre Pflanzeninhaltsstoffe oder „phytochemicals" werden von Pflanzen im Sekundärstoffwechsel gebildet und bestehen aus sehr unterschiedlichen chemischen Strukturen. Sie dienen den Pflanzen entweder als Lockstoff (z. B. Farbstoffe) oder zur Abwehr gegen Schädlinge (z. B. Glukosinolate). In ihren Eigenschaften als Farb-, Duft- und Geschmacksstoffe nehmen sie Einfluss auf die Auswahl unserer Lebensmittel und können aufgrund ihrer pharmakologischen Wirkungen als Arzneimittel eingesetzt werden. Eine Übersicht über die vielfältigen Stoffgruppen gibt Abb. 1 (Watzl, 1999).

Abb. 1: Einteilung der sekundären Pflanzenstoffe (modifiziert nach Watzl, 1999)

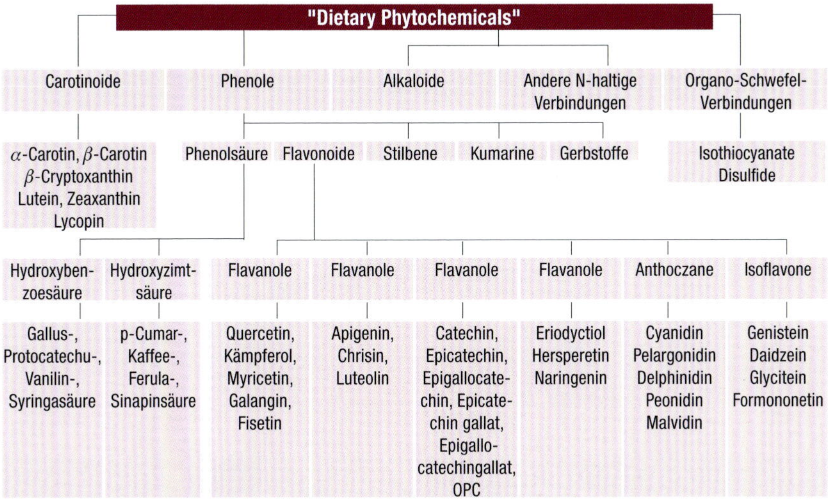

1.2 Bedeutung sekundärer Pflanzenstoffe in der Ernährung

Als wesentlicher Wirkstoff für die gesundheitlichen Effekte in Obst und Gemüse wurden die sekundären Pflanzenstoffe identifiziert. In zahlreichen Studien konnte nachgewiesen werden, dass diese Stoffgruppen antioxidativ, antimikrobiell, antikanzerogen, immunmodulierend und antithrombotisch wirken können. Von besonderer Bedeutung sind die antiinflammatorischen Effekte sekundärer Pflanzenstoffe. Inflammation ist eine normale Reaktion des Körpers auf Beschädigungen von Zellen oder Gewebe. Verschiedene Krankheiten gehen einher mit einer chronischen Entzündungsreaktion (Abb. 2). Sekundäre Pflanzenstoffe können in die Mechanismen der Inflammation eingreifen und diese eindämmen. Hierbei spielen Zellen des Immunsystems eine große Rolle, wie T-Zellen, B-Zellen oder Makrophagen. Diese sezernieren ***proinflammatorische Cytokine,*** wie ***TNF-α*** und ***Interleukine,*** die dadurch die Entzündung in den Geweben aufrechterhalten. Studien haben gezeigt, dass Anthozyane, Flavanone, Flavonole oder auch Flavone dieser ***Sezernierung*** hemmend entgegenwirken können und so die Entzündung eindämmen.

Abb. 2:

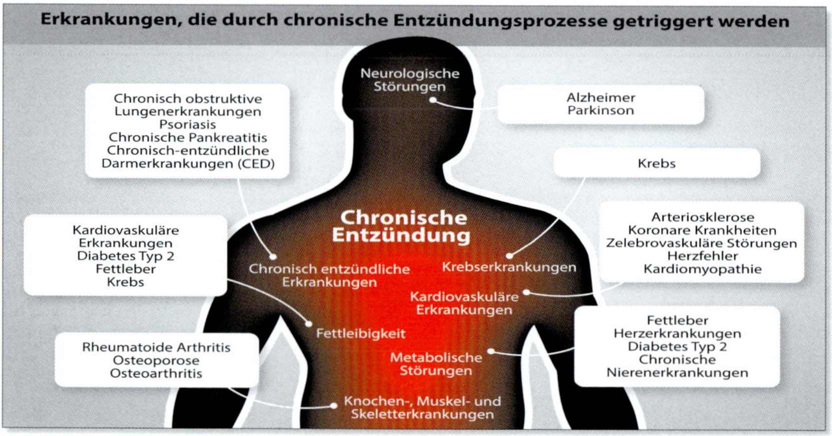

Man geht auch davon aus, dass die protektiven Effekte bei Tumorerkrankungen zu einem Großteil auf sekundäre Pflanzenstoffe zurückzuführen sind, weil diese das Krebsgeschehen auf verschiedenen Ebenen beeinflussen können (Abb. 3 u. 4), z.B. durch:

» *Hemmung der Zellvermehrung*
» *Einleiten der **Zelldifferenzierung***
» *Schutz der **nukleophilen Stellen der DNS***
» *Reaktion mit und Inaktivierung von Kanzerogenen und Abfangen freier Radikale*
» *Hemmung der Aktivierung von **Prokanzerogenen***
» *Beeinflussung von Wachstumsfaktoren und des Immunsystems*
» *Aktivierung der für die Entgiftung notwendigen **Phase-I- und Phase-II-Enzymsysteme** (Abb. 5)*

(Knasmüller, 2014)

Abb. 3 (Modifiziert nach Knasmüller 2014)

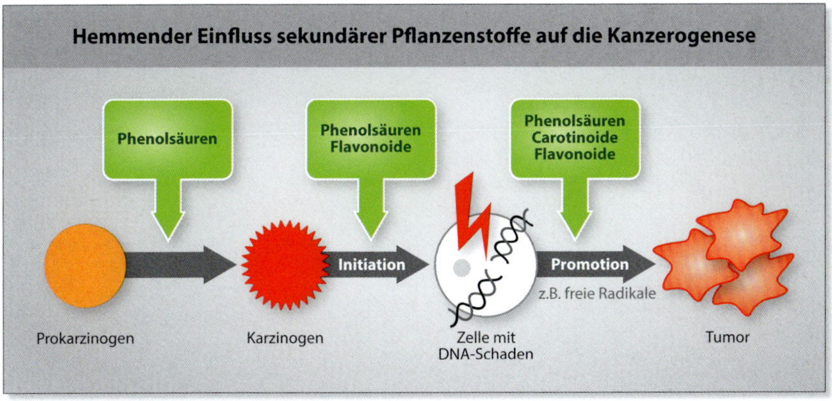

Abb. 4: Wirkung von sekundären Pflanzenstoffen (modifiziert nach Knasmüller, 2014)

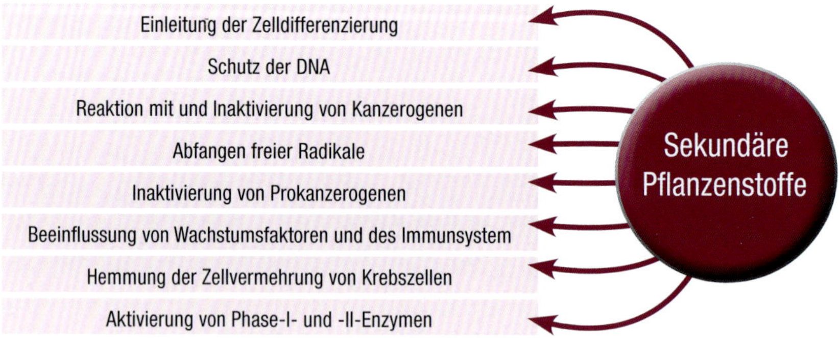

Abb. 5: Mechanismen der Entgiftung (Phase-I und -II) (modifiziert nach Knasmüller, 2014)

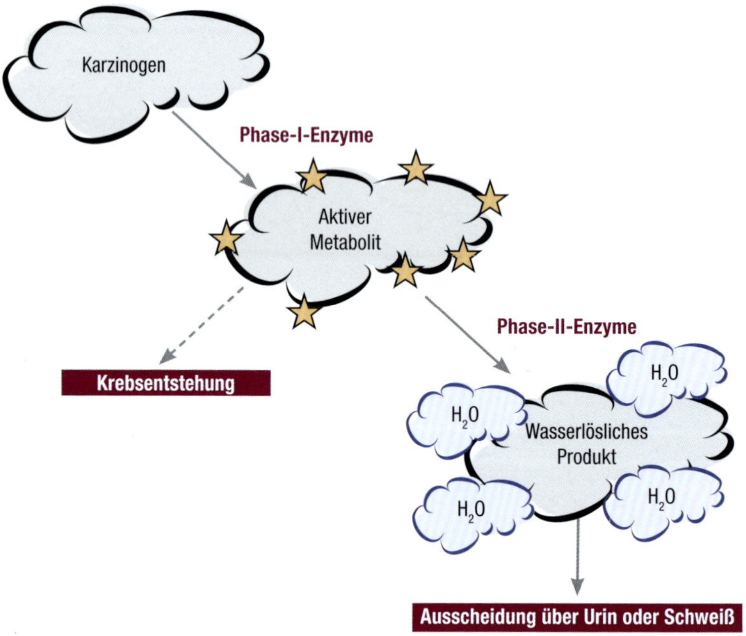

1.3 Versorgungssituation mit sekundären Pflanzenstoffen

Laut nationaler Verzehrstudie des Max-Rubner-Instituts (MRI) wird die derzeitige Empfehlung der DGE, 400 g Gemüse pro Tag zu essen, von 87,4 Prozent der Erwachsenen nicht erreicht. 59 Prozent der Bevölkerung unterschreiten ebenfalls die Empfehlung, 250 g Obst pro Tag zu verzehren. Ähnliche Ergebnisse zeigen Befragungen bei Kindern und Jugendlichen. Auf Basis der Nationalen Verzehrstudie können auf Basis des Obst- und Gemüsekonsums Rückschlüsse auf die Aufnahme sekundärer Pflanzenstoffe gezogen werden. Dieser liegt bei Kindern bei 1,4 g pro Tag und bei Erwachsenen bei 1,5 g pro Tag. Senioren essen etwas mehr Obst und Gemüse, so dass die Aufnahme hier bei ca. 1,8 g pro Tag liegt. Dem gegenüber steht der Soll-Wert, der auf Basis der Empfehlung der Deutschen Gesellschaft für Ernährung im Hinblick auf den Obst- und Gemüse-Verzehr errechnet wurde (DGE, 2012). In der Gegenüberstellung wird eine deutliche Lücke zwischen Ist- und Soll-Wert offenkundig (Abb. 6.). Bei chronisch kranken Personen und anderen Menschen mit erhöhtem Bedarf (z.B. Rauchern) ist davon auszugehen, dass die Lücke zwischen Soll- und Ist-Wert noch deutlicher auseinanderklafft. Besonders frappierend ist die Lücke zwischen Aufnahme und Bedarf bei Patienten, die einer klinischen Ernährung bedürfen. Diese erhalten in der Regel nur Nährstoffe, Vitamine und Spurenelemente, aber keine sekundären Pflanzenstoffe. Der Bedarf ist hingegen mindestens so hoch wie beim gesunden Erwachsenen. In diesen Fällen ist die Gabe sekundärer Pflanzenstoffe dringend geboten.

Abb. 6: Vergleich zwischen Ist- und Soll-Wert bei der Aufnahme sekundärer Pflanzenstoffe

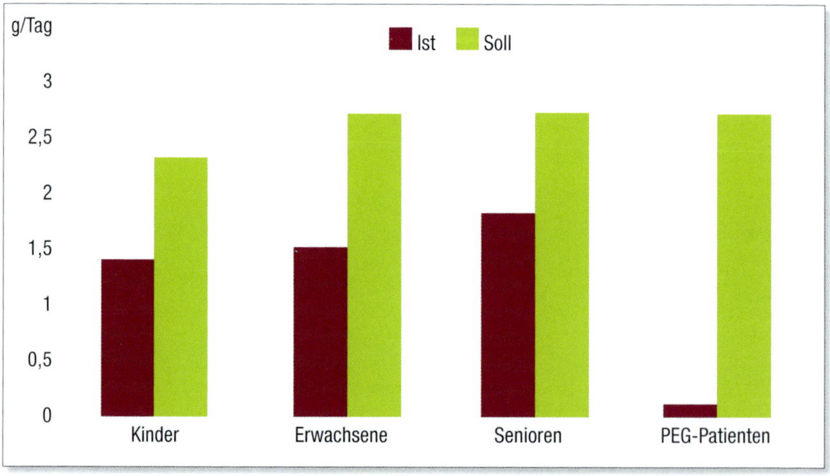

Quelle: eigene Berechnungen auf Basis der nationalen Verzehrstudie des MRI und der Empfehlungen der DGE

Unter Alltagsbedingungen oder bei chronisch kranken Personen ist das Erreichen der DGE-Empfehlung durch den regelmäßigen Verzehr pflanzlicher Produkte leider oft nicht möglich (s. auch 5. Therapie mit sekundären Pflanzenstoffen).

2 Phenole

2.1 Flavonoide

Zu der Gruppe der Flavonoide gehören nach derzeitigem Wissensstand etwa 6500 verschiedene Substanzen. Eingeteilt werden die Flavonoide in:

» ***Flavonole,*** *z. B. Quercetin in Zwiebeln oder Äpfeln*
» ***Flavanole,*** *z. B. Catechin, EGCG, OPC in Tee, Rotwein oder Äpfeln*
» ***Flavanone,*** *z. B. Bioflavonoide wie Hesperidin in Orangen*
» ***Flavone,*** *z. B. Apigenin in Sellerie*
» ***Anthozyane,*** *z. B. Malvidin in Beerenfrüchten*
» ***Isoflavone,*** *z. B. Genestein in Sojabohnen*

Die Wirkungen dieser Verbindungen beruhen auf verschiedenen, gut nachgewiesenen Mechanismen:

» *Hemmung von Phase-I-Enzymen*
» *Aktivierung von Phase-II-Enzymen*
» *Schutz der DNS*
» *Aktivierung der* ***Apoptose***
» *Hemmung der unkontrollierten Zellteilung*
» *Antioxidative Wirkungen*
» *Aktivierung des Immunsystems*

(Watzl, 2001a)

2.2 Stilbene

Wichtigster Vertreter der Stilbene ist das Resveratrol. Diese Verbindung ist hauptsächlich in Weintrauben(-schalen) zu finden. Der Gehalt beträgt 50-100 mg pro g Schale.

Zur Wirkung von Resveratrol gibt es eine breite Studienlage. Die krebsschützenden Mechanismen beruhen auf folgenden Wirkungen:

» *Antioxidativ*
» *Hemmung der Aktivierung von Kanzerogenen*
» *Interaktion mit Östrogen (Bindung an Östrogenrezeptoren)*
» *Hemmung der Zellteilung von Krebszellen und gesunden Zellen*
» *Interaktion mit Proteinen, die Tumore unterdrücken können (p53)*

(Knasmüller, 2014)

2.3 Gerbstoffe

Tannine werden auch als Gerbstoffe bezeichnet, da sie zum Gerben von Tierhäuten verwendet werden. Es sind großmolekulare Polyphenole, die sich mit Proteinen verbinden können und sie so ausfällen können. Beispiele für diese Tannine sind das Ellagtannin oder das Gallotannin. Ellagtannine kommen vorwiegend in Beeren vor, aber auch im Granatapfel.

Die biologischen Wirkungen beruhen hauptsächlich auf deren antioxidativen Eigenschaften, deren Schutz vor DNS-Schäden gegenüber Kanzerogenen, Hemmung der Zellteilung von Krebszellen und Auslösen der Apoptose. Insbesondere für Ellagtannine ist bekannt, dass sie die Ausschüttung des ***Transkriptionsfaktors NFκB*** unterdrücken und Entzündungen somit verhindern können (Wagner, 1999).

2.4 Phenolsäuren

Phenolsäuren spalten sich in Hydroxyzimt- und Hydroxybenzoesäure auf. Wichtige Vertreter sind beispielsweise die Gallussäure aus Rhabarber, die Ellagsäure aus Beeren, die Chlorogensäure und die Kaffeesäure aus Kaffee.
Die wichtigsten Schutzmechanismen dieser Verbindungen beruhen auf deren antioxidativem Potenzial und dem Schutz vor DNS-Schäden, wie im Beispiel von Ferulasäure durch nikotininduzierte Chromosomenschäden. Des Weiteren konnte eine verringerte Bildung von Nitrosaminen während der Verdauung nachgewiesen werden. Ellagsäure ist dazu in der Lage, Stoffwechselprodukte von ***polyzyklischen aromatischen Kohlenwasserstoffen*** zu deaktivieren und so die Erbsubstanz der Zellen zu schützen. Dies ist insbesondere in Bezug auf die Entstehung und Vermeidung von Lungenkrebs von großem Interesse (Watzl, 2001b).

2.5 Carotinoide

Carotinoide sind weit verbreitete Farbstoffe in der Pflanzenwelt. Zu ihnen gehören beispielsweise das α-Carotin in gelben und orangen Früchten und Gemüsen (Karotten, ca. 7 mg/100 g) oder das β-Carotin in grünem Blattgemüse und gelbem bzw. orangen Obst und Gemüsesorten.

Des Weiteren zählt man zu den Carotinoiden auch:

» *das Lycopin (Tomate),*
» *das Lutein (Spinat),*
» *das Zeaxanthin (Mais) und*
» *das β-Cryptoxanthin (Mandarinen).*

Die Wirkung von Carotinoiden beruht wie bei anderen sekundären Pflanzenstoffen in erster Linie auf ihren antioxidativen Eigenschaften.

Dazu gehört auch, dass sie in Signalwege eingreifen, die beispielsweise die Transkription von Genen beeinflussen (Meyer, 2002).

2.6 Alkaloide

Die Gruppe der Alkaloide ist sehr inhomogen. Wichtige Vertreter, welche auch in der naturheilkundlichen Therapie von großem Nutzen sein können, sind beispielsweise das Koffein, das Theobromin und das Theophyllin aus Kaffee und Kakao.
100 ml gebrühter Kaffee enthalten je nach Sorte und Art der Zubereitung zwischen 1 und 80 mg Koffein. Espresso enthält geringere Mengen Koffein.
Aufgrund ihrer schnellen Verstoffwechselung und ihrer Verbindung mit bestimmten Rezeptoren des Nervensystems, werden dem Kaffee (in geringem Maße auch dem Kakao) stimulierende Eigenschaften zugeschrieben.
Die Wirkung dieser Alkaloide liegt im Wesentlichen im Schutz vor DNS-Schäden und der Beeinflussung der Bildung von Bindegewebe begründet, was insbesondere bei der Entstehung von Leberkarzinomen eine Rolle zu spielen scheint (Knasmüller, 2014).

2.7 Organo-Schwefel-Verbindungen

Glucosinolate kommen vorwiegend in Pflanzenteilen von Kreuzblütlern vor, d. h. Kohlarten, Senf, Rettich oder Radieschen, Kresse oder Meerrettich. Glucosinolate werden auch als Senfölglycoside bezeichnet und enthalten neben dem Zuckerrest auch ein Schwefelatom, welches den charakteristischen Geruch dieser Lebensmittel hervorruft.

Wichtige Vertreter der Glucosinolate sind:

» *Sinigrin, z. B. in Kohlsprossen oder Blumenkohl*
» *Glucoraphanin, z. B. in Brokkoli*
» *Glucotropaeolin, z. B. in Meerrettich*
» *Gluconasturtiin, z. B. in Wasserkresse*
» *Glucobrassicin, z. B. in Brokkoli und Kohlsprossen*

Nach Abspaltung des Zuckerrestes entstehen die flüchtigen Isothiocyanate, die das charakteristische Aroma der Kreuzblütler hervorrufen. Verantwortlich für diese Reaktion ist das pflanzeneigene Enzym Myrosinase.

Folgende biologische Mechanismen von Glucosinolaten wurden bisher identifiziert:

» *Senkung proinflammatorischer Cytokine (DNS-Schäden ↓)*
» *Einwirkung auf den Östrogenhaushalt (Brustkrebs ↓)*
» *Interaktion mit* ***Östrogen- und Androgenrezeptoren*** *(Prostatakrebs ↓)*
» *Inhibierung von Phase-I-Enzymen, z. B. im Zusammenhang mit Tabaknitrosaminen (Lungenkrebs ↓)*
» *Einleitung der Apoptose (programmierter Zelltod von Krebszellen)*

(Watzl, 2001c)

TEIL 2

3 Ausgewählte Pflanzenstoffe in der Therapie

3.1 Rote Früchte (Anthozyane)

Anthozyane	
Enthalten in:	Roten Früchten, violett gefärbten Gemüsesorten
Wirkungen:	Antikanzerogen, antioxidativ, antientzündlich
Geschätzter Tagesbedarf:	20-1000 mg pro Tag

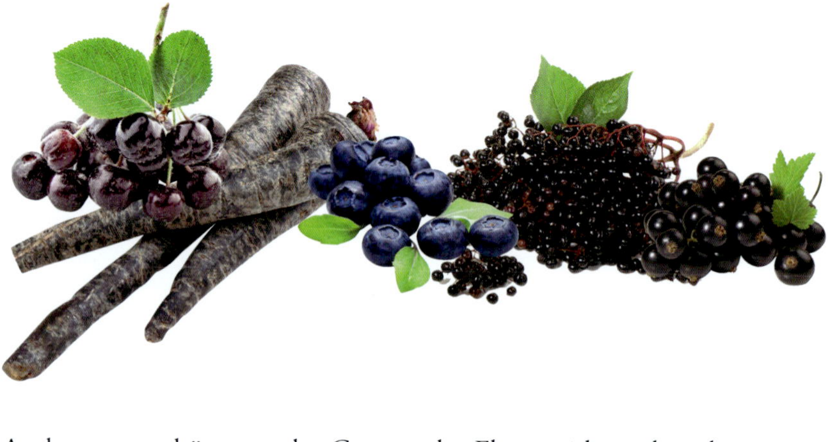

Anthozyane gehören zu der Gruppe der Flavonoide und sind in roten, blauen oder violetten Beerenfrüchten zu finden. Andere Aufnahmequellen sind Wein und nichtalkoholische Getränke. Die Aufnahmemenge liegt bei etwa 20-50 mg/Tag in Europa und ist stark saisonabhängig, da anthozyanreiche Früchte wie Himbeeren oder Erdbeeren eher im Sommer konsumiert werden. Rote Weintrauben enthalten beispielsweise etwa 150-750 mg pro 100 g. Diese Gehalte sind stark von den Sorten abhängig. Besonders große Mengen sind in Aroniabeeren enthalten. Sie können eine Konzentration von bis zu 10 g/kg Frischgewicht besitzen. Aroniabeeren werden oft als Konzentrat in Mehrfruchtsäften beigemischt, um eine kräftige Farbe hervorzurufen (www.phenol-explorer.eu). Auch die kräftige dunkelrote Farbe der schwarzen Karotte – für die neben antioxidativen auch hepatoprotektive Eigenschaften nachgewiesen wurden (Shebaby 2015) – wird durch einen hohen Anthocyananteil hervorgerufen.

Die positiven ernährungsphysiologischen Wirkungen von Anthozyanen auf den menschlichen Körper sind in zahlreichen Studien belegt worden (Crozier et al. 2009, Del Rio et al. 2010). Neben der oft beschriebenen antioxidativen Wirkung können Anthozyane beispielsweise die Blutgerinnung verlangsamen sowie die ***Thrombozytenaggregation*** verringern, antiinflammatorisch, antikanzerogen wirken oder das Sehvermögen positiv beeinflussen (Watzl et al. 2002).

Die antioxidativen Eigenschaften der Anthozyane sind auf ihre Phenolgrundstruktur zurückzuführen. Sie sind dazu in der Lage, direkt als Scavenger (Radikalfänger) gegen reaktive Sauerstoffspezies wie Superoxide, Singulett-Sauerstoff, Peroxide oder Wasserstoffperoxid zu agieren oder indirekt, indem sie antioxidative Enzyme wie die Superoxiddismutase (SOD) oder Glutathionperoxidase (GPx) in ihrer Aktivität steigern oder regenerieren (Yang et al. 2011, Finley et al. 2011). Folglich werden DNS, Proteine und Lipide (z. B. LDL-Cholesterin) vor einer Oxidation durch ROS durch Anthozyane geschützt. Diese Wirkungen sind *in vitro* eindeutig nachgewiesen worden. Da Anthozyane jedoch *in vivo* eine sehr niedrige Bioverfügbarkeit aufweisen, sind diese Effekte nicht ohne Weiteres bzw. vermutlich nur bei einer Aufnahme von höheren Dosen auf den Menschen übertragbar (Hollman et al. 2011).

Im Folgenden wird auf postulierte Wirkungen der Anthozyane eingegangen, die mit ihren antioxidativen und antiinflammatorischen Eigenschaften einhergehen oder auf sie zurückzuführen sind.

Krebshemmende Wirkung

Studien mit Zellkulturen haben gezeigt, dass Anthozyane dazu in der Lage sind, die ***Expression*** von Phase-II-Enzymen anzuregen. Insbesondere die Glutathion-S-Transferase, die durch ***Konjugationsreaktionen*** Kanzerogene eliminieren kann, wird vermehrt gebildet. Dies geschieht vermutlich über die Aktivierung der Antioxidant Response Elements (ARE) (Shih et al. 2007).

Des Weiteren sind Anthozyane dazu befähigt, die Vermehrung von Zellen zu hemmen, indem sie in verschiedene Stadien des Zellzyklus eingreifen und diese mittels ***Regulatorproteinen*** blockieren (z. B. p53, p21, p27, cyclin D1, cyclin A). In verschiedenen Studien konnte gezeigt werden, dass dies selektiv für Krebszellen gilt und der hemmende Effekt auf normale Zellen nur in geringem Maße zutrifft. Anthozyane können außerdem den programmierten Zelltod, die Apoptose, von prämalignen oder malignen Zellen einleiten und so der Kanzerogenese entgegenwirken (Wang et al. 2008).

Entzündungen spielen eine große Rolle bei der Entstehung verschiedener Krebsarten. Es hat sich gezeigt, dass die ***Überexpression*** verschiedener inflammatorischer Proteine, wie Nuclear-Factor kappa-B (NF-κB), Cyclooxygenase-2 (COX-2) oder verschiedene Interleukine, durch Anthozyane gehemmt werden kann. Dies konnte insbesondere auch für Anthozyane aus Aroniabeeren nachgewiesen werden (Boivin et al. 2007). Anthozyane können darüber hinaus in die Angiogenese, die bei der Metastasierung von Krebs eine Rolle spielt, über Hemmung der Expression der Vascular Endothelial Growth Factors (VEGF) eingreifen (Wang et al. 2008).

Weiterhin weisen Studien auf zahlreiche andere Mechanismen der antikanzerogenen Wirkung von Anthozyanen hin (Hou et al. 2003).

Einfluss auf rheumatoide Arthritis

Diese Art der Autoimmunkrankheit geht mit chronischen Entzündungen in Gelenken einher. Hierbei spielen Zellen des Immunsystems eine große Rolle, wie T-Zellen, B-Zellen oder Makrophagen. Diese schütten proinflammatorische Cytokine aus, wie Tumornekrosefaktor-α (TNF-α) und Interleukine, die dadurch die Entzündung in den Geweben aufrechterhalten. Studien haben gezeigt, dass Cyanidin dieser ***Sezernierung*** hemmend entgegenwirken kann und so die Entzündung eingedämmt wird (Pan et al. 2010).

Einfluss auf kardiovaskuläre Erkrankungen

In Studien mit Hamstern zeigte sich, dass Anthozyane auch antiarteriosklerotisch wirken können. Dazu wurden die Tiere in zwei Gruppen eingeteilt. Beide erhielten eine hypercholesterinämische Diät, wobei dem Futter der Versuchsgruppe im Gegensatz zur Kontrollgruppe ein Beerenextrakt beigemischt wurde. Die Ergebnisse zeigten, dass neben einem niedrigeren Körpergewicht auch der ***Arteriosklerose-Index*** (Quotient aus LDL- und HDL-Cholesterin) in der Versuchsgruppe signifikant niedriger war als in der Kontrollgruppe (Zafra-Stone et al. 2007). Der zugrunde liegende Mechanismus beruht auf der Schutzwirkung von Stickstoffmonoxid (NO) auf die Blutgefäße durch ***Vasodilatation.*** NO entsteht aus der Aminosäure L-Arginin über NO-Synthasen (NOS; z. B. endotheliale NOS = eNOS). In Studien zeigte sich, dass Anthozyane die Aktivität dieser eNOS steigern können und somit die Bildung von NO gefördert wird (Wallace 2011). Dialysepatienten hatten nach Aufnahme eines anthozyanreichen Traubensaftes niedrigere Konzentrationen an oxidiertem LDL und eine geringere Aktivität der NADPH-Oxidase (Tsuda et al. 2012).

Einfluss auf Übergewicht und Diabetes

Es gibt Hinweise darauf, dass ***Anthozyane*** hemmende Effekte auf die Körperfettakkumulation haben. Möglicherweise wirken sie auf Adipozyten im Fettgewebe ein und modulieren die Expression von Adipokinen, welche als Hormone den Glukose- und Fettstoffwechsel sowie das Hungergefühl beeinflussen. Es zeigte sich, dass Cyanidin-3-glukosid die Bildung von Adiponektin steigert, welches das Hungergefühl beeinflusst und die Sensitivität von Insulin in den Fettzellen erhöht. Die Aufnahme von Cyanidin-3-glukosid im Mausmodell führte zudem zu einer gesteigerten Expression des Glukosetransporters 4 (GLUT4), der seinerseits die Expression des Retinol-bindenden Proteins 4 (RBP4) runterreguliert. Dieses wird von Adipozyten gebildet und erhöhte Konzentrationen davon können zur Entstehung von Insulinresistenzen beitragen (Tsuda et al. 2012).

Einfluss auf das Sehvermögen

Neuere Untersuchungen haben gezeigt, dass Anthozyane Effekte auf unser Sehvermögen haben können. Die Aufnahme von Anthozyanen aus schwarzen Johannisbeeren zeigte eine Unterdrückung der transienten ***Myopie*** (Kurzsichtigkeit), eine Reduktion der Augenermüdung, eine gesteigerte Dunkeladaptation und eine verbesserte Netzhautdurchblutung bei grünem Star (Tsuda et al. 2012).

Einfluss auf die Hirnfunktion

Verschiedene Studien deuteten darauf hin, dass Anthozyane positive Effekte auf altersbedingte Neurodegeneration haben und den Abbau kognitiver Fähigkeiten eindämmen können. Vermutlich wird die Neuroinflammation durch Anthozyane gehemmt und so die Neurodegeneration abgeschwächt (Tsuda et al. 2012).

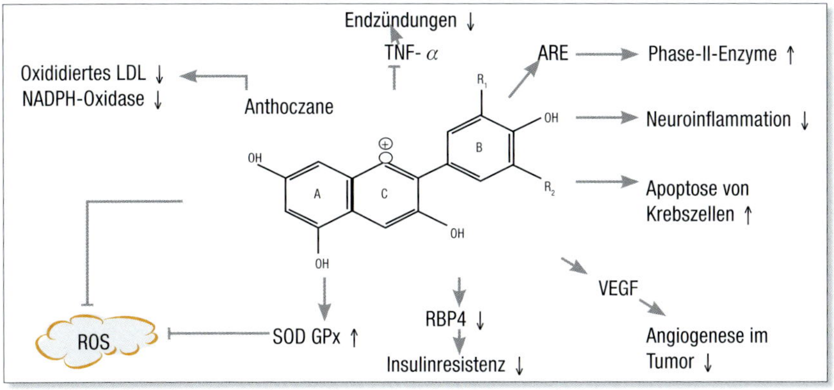

Abb. 7: Wirkungen von Anthozyanen (eigene Darstellung): ROS=Reaktive Sauerstoffspezies, TNF-α = Tumornekrosefaktor α, ARE=Antioxidant Response Element, VEGF=Vascular Endothelial Growth Factor, RBP4=Retinol-bindendes Protein 4, SOD=Superoxiddismutase, GPx=Glutathionperoxidase, LDL=Low Density Lipoprotein, NADPH= Nicotinamidadenindinukleotidphosphat

3.2 Oranges und dunkelgrünes Gemüse (Carotinoide)

Carotinoide	
Enthalten in:	Orangen, Früchten und Gemüse
Wirkungen:	Antioxidativ, antientzündlich, Beeinflussung der Immunfunktion, Aktivierung des programmierten Zelltodes
Geschätzter Tagesbedarf:	2-6 mg pro Tag

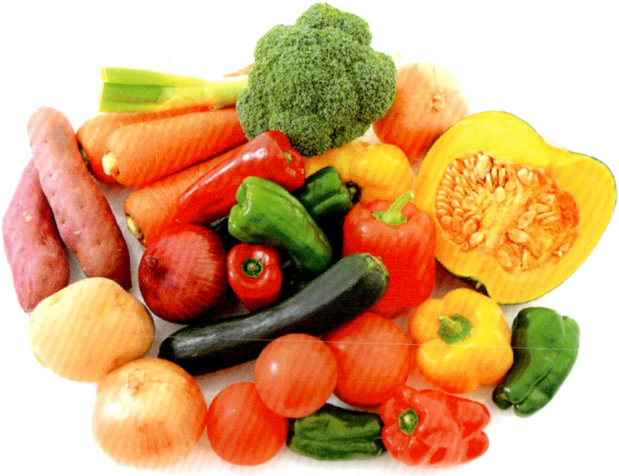

Carotinoide sind weit verbreitete Farbstoffe in der Pflanzenwelt. Zu ihnen gehören beispielsweise das α-Carotin in gelben und orangen Früchten und Gemüsen (Karotten, ca. 7 mg/100 g) oder das β-Carotin in grünem Blattgemüse und gelbem bzw. orangen Obst und Gemüsesorten. Des Weiteren zählt man zu den Carotinoiden auch das Lycopin (Tomate), das Lutein (Spinat), das Zeaxanthin (Mais) und das β-Cryptoxanthin (Mandarinen).

Die Wirkung von Carotinoiden beruht wie bei anderen sekundären Pflanzenstoffen in erster Linie auf ihren antioxidativen Eigenschaften. Dazu gehört auch, dass sie in Signalwege eingreifen, die beispielsweise die Transkription von Genen beeinflussen.

Folgende Mechanismen sind an den krebsschützenden Eigenschaften von Carotinoiden beteiligt:

» *Modulierung von Rezeptoren im Zellkern*
» *Antioxidation*
» *Hemmung der Zellteilung*
» *Einleiten der Apoptose*
» ***Antiangiogenese** (Blutgefäßneubildung in Tumoren)*
» *Verbesserung der Kommunikation zwischen Zellen*
» *Antientzündliche Wirkung*
» *Beeinflussung der Immunfunktion*
» *Modulation von Wachstumsfaktoren und Signalübertragungen*

Konkrete Studien deuten auf gute Schutzeffekte von α-Carotin und β-Carotin in Bezug auf Hautkrebs, β-Cryptoxanthin in Bezug auf Dickdarmkrebs und Lutein in Bezug auf Brustkrebs hin. Im Gegensatz zu β-Carotin waren solche positiven Effekte auch bei der Supplementation von α-Carotin zur Vermeidung von Lungenkrebs zu detektieren (Knasmüller 2014).
Eine weitere wichtige Funktion von Carotinoiden in Bezug auf die Krebsabwehr ist deren Beeinflussung der interzellulären Kommunikation über sogenannte „Gap Junctions". Diese Kanäle zwischen den Zellen bestehen aus einem Protein, das Connexin genannt wird. Man geht davon aus, dass eine Störung dieser Gap Junctions mit einem unkontrollierten Wachstum von Zellen einhergeht. In-vitro-Studien haben gezeigt, dass einige Carotinoide dazu in der Lage sind, die Expression von Connexin zu erhöhen und so die Kommunikation zwischen den Zellen zu verbessern. Dadurch kann dem Tumorwachstum entgegengewirkt werden.
Eine hohe Aufnahme sowie eine hohe Plasmakonzentration von β-Carotin sind mit einer niedrigen Gesamtsterblichkeit verbunden. Dies ist jedoch nicht bei isolierten, extrem hochdosierten Präparaten der Fall. Carotinoide sollten entweder über Obst und Gemüse aufgenommen werden oder, wenn dies nicht möglich ist, über Produkte, die physiologische Mengen dieser Substanzen enthalten (Watzl 2001d).

3.3 Zitrusfrüchte (Bioflavonoide)

Bioflavonoide	
Enthalten in:	Zitrusfrüchten
Wirkungen:	Antioxidativ, antientzündlich, antikanzerogen, antiallergisch
Geschätzter Tagesbedarf:	unbekannt

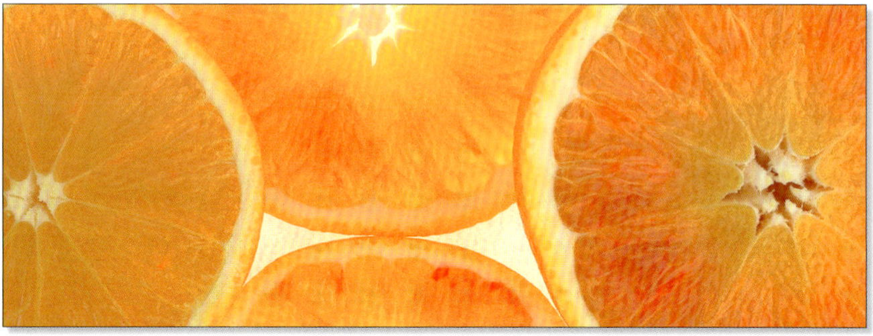

Das Hauptflavonoid in Zitrusfrüchten ist das Hesperidin, gefolgt von Quercetin. Hesperidin wird als Bioflavonoid bezeichnet. Es hat neben der antioxidativen Wirkung auch antientzündliche, antikanzerogene und antiallergische Effekte.

Hesperidin und dessen Metabolite sind beispielsweise dazu in der Lage, inflammatorische Transkriptionsfaktoren wie NFκB zu reduzieren und somit Entzündungen in ihrer Entstehung zu verringern (Knasmüller, 2014).

Hesperidin ist dazu in der Lage, das Tumorwachstum zu hemmen, indem es zelluläre Proteine, wie die Caspase, hochreguliert. Caspasen sind wichtige Enzyme des programmierten Zelltods. Des Weiteren beeinflusst es die Aktivität von COX-2, welches bei der Angiogenese in Tumoren vermehrt expremiert wird. Neben dem Einfluss auf Krebszellen wird der Einsatz von Hesperidin bei Diabetes und Dyslipidämie stark diskutiert, da es antikoagulierende Eigenschaften aufweist (Roohbakhsha et al. 2014).

Die immunmodulierenden Wirkungen von Quercetin sind sowohl in vivo als auch in vitro gut untersucht. Quercetin kann das Wachstum von Lymphozyten hemmen, die Verarbeitung und Präsentation von Antigenen durch Makrophagen beeinträchtigen, die Sekretion von Interleukin-2- und die Expression von Interleukin-2-Rezeptoren verringern, zytotoxische T-Lymphozyten hemmen, die Aktivität der „natürlichen Killerzellen" sowie die Histaminfreisetzung aus Mastzellen hemmen (Watzl 2001a). Weitere Wirkungen von Quercetin sind in Kapitel 3.13 aufgeführt.

3.4 Tomaten (Lycopin und andere)

Lycopin	
Enthalten in:	Tomaten, Tomatenmark
Wirkungen:	Antioxidativ, antithrombotisch, Aktivierung des programmierten Zelltodes
Geschätzter Tagesbedarf:	1-2 mg pro Tag

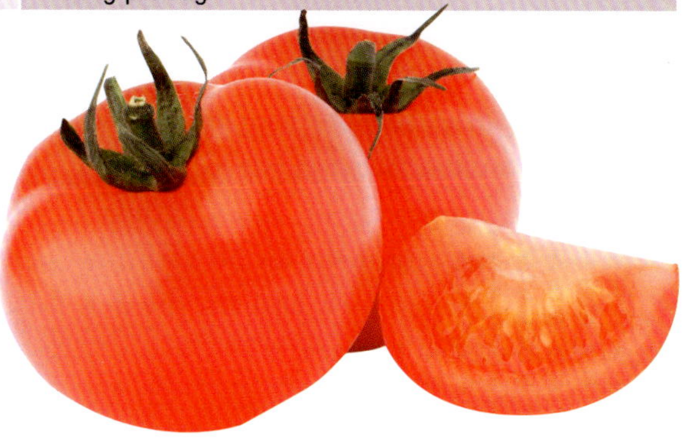

Der rote Farbstoff in Tomaten ist das Lycopin, welches zu der Gruppe der Carotinoiden gehört. In 100 g rohen Tomaten finden sich etwa 3 mg dieses Farbstoffs. In verarbeiteten Tomatenprodukten ist der Gehalt aufgrund der Aufkonzentrierung und der guten Temperaturstabilität von Lycopin wesentlich höher.

Mehrere epidemiologische Studien haben gezeigt, dass der erhöhte Verzehr des sekundären Pflanzenstoffs Lycopin aus der Tomate mit einem verringerten Prostatakrebs-Risiko verbunden ist. Die Höhe des Plasmalycopinspiegels geht stark mit einem niedrigen Prostatakarzinomrisiko einher. Lycopin ist unter den Carotinoiden das effizienteste Antioxidans. *In vitro* und *in vivo*-Experimente zeigen, dass Lycopin nicht nur die Antioxidationsreaktion von Prostatazellen verbessert, sondern darüber hinaus auch in der Lage ist, die Proliferation zu hemmen, die Apoptose zu induzieren und die Kapazität von metastasierenden Prostatakrebszellen zu verringern.
Lycopin reichert sich im Prostatagewebe an und greift dort in das IGF-System ein. Dabei induziert es die Apoptose von Prostatakarzinomzellen. Der IGF-I-Level wird vermindert und der Gehalt an IGF-Bindungsprotein 3 (IGFBP-3) erhöht. Es kommt zu einen G0/G1 -cell cycle arrest. Dadurch sinkt klinisch auch der messbare PSA-Wert. Eine Bonner Studie hat gezeigt, dass nur das aus Tomaten extrahierte natürliche Lycopin vor der Entwicklung eines Prostatakarzinoms schützt (Knasmüller, 2014).

Thrombozytenaggregationshemmer aus der Tomate

Neben Lycopin enthält die Tomate eine Vielzahl von weiteren sekundären Pflanzenstoffen. So ist es vor Kurzem gelungen, aus dem Gel, das die Tomatensamen umschließt, einen Extrakt zu gewinnen, der eine spezifische Mischung von mehr als 30 identifizierten und charakterisierten wirksamen Verbindungen enthält, die den folgenden Substanzklassen zugeordnet werden können:

a) Aktive Fraktion 1: Nukleoside, Nukleotide
b) Aktive Fraktion 2: Polyphenole, z.B. Ferulasäuren, Chlorogensäuren
c) Aktive Fraktion 3: Flavonoide z.B. Rutin, Quercetin

Diese sekundären Pflanzenstoffe werden in einem patentierten Verfahren durch Separation, Ultrafiltration und Aufkonzentration aus Tomaten gewonnen und als „wasserlöslicher Tomatenwirkstoff WTSC 1 und 2“ bezeichnet. Dieser ist in der Lage, die Aggregation der Thrombozyten signifikant zu verringern, indem er ihre Aktivierung hemmt (Abb. 8).

Abb. 8: Hemmung der Thrombozytenaggregation durch Tomatenextrakt

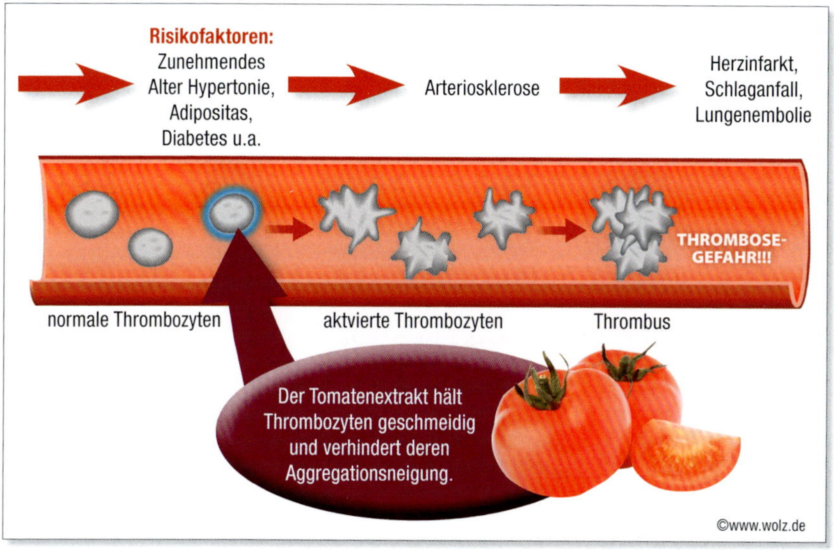

Auf diese Weise wird das Risiko einer Atherothrombose reduziert. Die Blutgerinnung wird dabei im Gegensatz zu ASS nicht beeinträchtigt. Darüber hinaus besitzt dieser pflanzliche Thrombozytenaggregationshemmer eine für den entzündlichen Prozess der Arteriosklerose wichtige antiinflammatorische Wirkung. Damit Thrombozyten aggregieren, müssen sie zuvor aktiviert werden. Auslöser für die Aktivierung sind Verletzungen oder Kollagenplaques an den Gefäßwänden. Sie führen innerhalb der Thrombozyten zur Bildung von ADP und Thromboxan, die eine morphologische Veränderung des Thrombozyten bewirken: Es werden Pseudopodien („Haftfüßchen“) ausgestülpt, welche die Oberfläche des Thrombozyten vergrößern. Zudem wird die Bereitschaft zur Bindung von Fibrinogen durch die Fibrinogen-Rezeptoren (Glykoprotein IIb/IIIa) erhöht. Fibrinogen ist der wichtigste Baustein der Thrombozytenaggregation. Die starke Bindung des Thrombozyten mit Fibrinogen führt zu einer vielfachen Quervernetzung mit anderen Thrombozyten und als selbstverstärkender Prozess zur weiteren Produktion von ADP und Thromboxan: Im Gegensatz zu ASS, das (nur) die Cyclooxygenase (COX) irreversibel inhibiert, hemmt dieser Tomatenwirkstoff reversibel eine Vielzahl von Aktivierungswegen, die zur Steigerung der Aktivitäten des Fibrinogen-Rezeptors GP IIb/IIIa führen (s. Abb. 9).

Abb. 9: *Wirkung des wasserlöslichen Tomatenextrakts auf verschiedene Aktivierungswege der Thrombozytenaggregation*

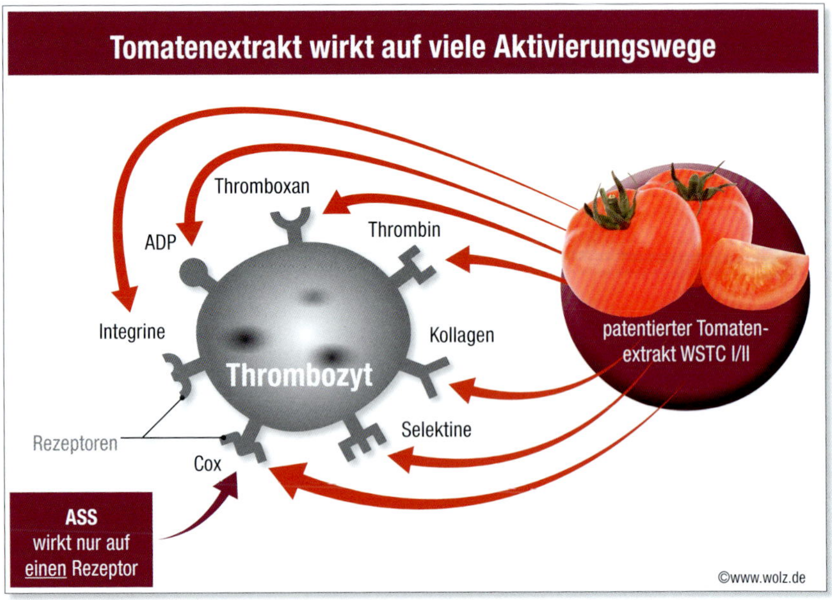

Die Aktivierungsneigung der Thrombozyten wird signifikant gemindert. Der Nutzen des pflanzlichen Wirkstoff-Komplexes wurde in acht randomisierten, Placebo-kontrollierten, doppelblinden Humanstudien belegt: Bei 97 Prozent der Probanden beginnt sich die Thrombozytenaggregation innerhalb von 1,5 Stunden deutlich zu reduzieren. Die Wirkung hält bei einmaliger Aufnahme bis zu 18 Stunden an. Nebenwirkungen, allergische Reaktionen oder Unverträglichkeiten mit anderen Medikamenten wurden nicht beobachtet (O' Kennedy 2006). Die positive Wirkung dieses Tomatenwirkstoffes wurde mittlerweile vom medizinisch-wissenschaftlichen Expertengremium der Europäischen Lebensmittelsicherheitsbehörde (EFSA) bestätigt. In Deutschland ist der Wirkstoff als Präparat „Thromboflow®" von Dr. Wolz erhältlich.

3.5 Kurkuma (Curcumin)

Curcumin	
Enthalten in:	Kurkuma (Gelbwurz)
Wirkungen:	Antientzündlich, antioxidativ, antitumoral, gegen Erschöpfungszustände
Geschätzter Tagesbedarf:	unbekannt

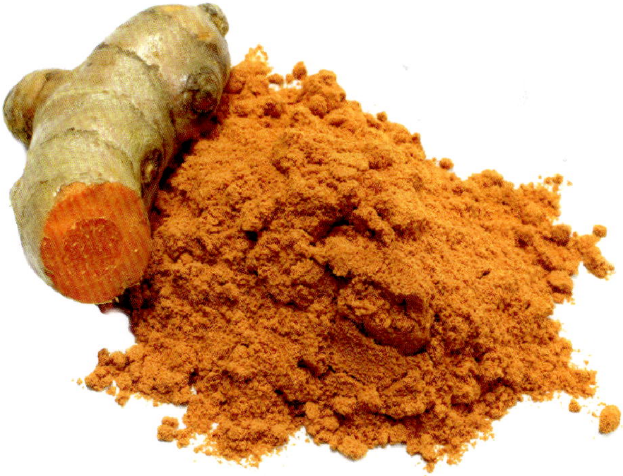

Die Kurkuma (Curcuma longa), auch Gelber Ingwer oder Gelbwurz genannt, aus der Familie der Ingwergewächse ist in Indien und Südostasien heimisch und wird u.a. für die Herstellung des Curry-Pulvers

und als natürlicher Farbstoff verwendet. In der traditionellen Medizin Indonesiens und Indiens (Ayurveda) wird Kurkuma bereits seit mehreren tausend Jahren als Mittel gegen eine Vielzahl von Krankheiten und zur Stärkung des Immunsystems eingesetzt. Hierfür relevante Inhaltsstoffe sind das Curcumin und ca. 90 weitere Curcuminoide und Tetrahydrocurcuminoide, zu denen es mittlerweile über 3000 wissenschaftliche Studien zur gesundheitsfördernden Wirkung gibt.
Zugeschrieben werden Curcumin vor allem gallentreibende, antioxidative, antiseptische, schmerzlindernde, antiproliferative, zytotoxische, antitumorale, immunmodulierende und insbesondere antiinflammatorische Eigenschaften.

Antiinflammatorische Wirkung

Curcumin hemmt die Enzyme Cyclooxygenase-2, Lipoxygenase und NO-Synthase und wirkt dadurch entzündungshemmend. Diese Wirkung von Curcumin konnte u. a. bei Patienten mit Knie-Arthrose nachgewiesen werden. Daher ist der therapeutische Einsatz von Curcumin gerade bei entzündlich-rheumatischen Erkrankungen und Arthritis empfehlenswert. Curcuminoide blockieren zudem in den Zellkernen die Aktivität des Transkriptionsfaktors NF-kB, der nicht nur mit Entzündungsprozessen zusammenhängt, sondern auch eine Ursache für die Krebsentstehung sein kann (Aggarwal et al. 2013; Basnet et al. 2011).

Antioxidative Wirkung

Curcumin entfaltet durch die Bildung oxidativer Kupplungsprodukte eine hohe antioxidative Aktivität. Es regt die Bildung und die Aktivitätserhöhung der Häm-Oxygenase-1 an, einem ubiquitären und redoxsensitiven Protein gegen oxidativen Stress. Zudem aktiviert Curcumin die ***Gluthation-S-Transferase,*** die Toxine im Körper abbaut (Gupta et al. 2009; Trujillo et al. 2013).

Antitumorale Wirkung

Die antiinflammatorische und antioxidative Wirkung von Curcumin kann zugleich als Ursache für dessen antitumorale Wirkung angenommen werden. Hinzu kommt, dass Curcumin das Enzym Gluthation-S-Transferase anregt, das in Bezug auf Kanzerogene detoxifizierend wirkt. Es liegen bereits diverse Studien vor, welche die krebshemmende Wirkung von Curcumin konkret belegen. So zeigte sich bei einer Untersuchung mit Patienten mit ***familiäreradenomatösen Polyposis*** (aus der sich bei Nichtbehandlung Darmkrebs entwickeln kann), dass durch die Einnahme von Curcumin die Zahl der Polypen um 60 Prozent zurückging und die Größe der verbliebenen Polypen sich um durchschnittlich 50 Prozent verringerte. Weitere Studien weisen darauf hin, dass Curcumin die Bildung und Ausbreitung von Metastasen bei Brustkrebs hemmen sowie eine präventive Wirkung bei Prostatakrebs entfalten kann (Bachmeier et al. 2007; Cheng et al. 2013; Doggui et al. 2013; Huang et al. 2013; Killian et al. 2012).

Weitere Wirkmechanismen

Mehrere Studien konnten nachweisen, dass Curcumin auch dem Abbau neurodegenerativer Prozesse entgegenwirkt. So kann Curcumin offenbar ***amyloide Plaques*** im Gehirn abbauen und das Absterben von ***Neuriten*** hemmen. Zudem kann Curcumin durch die Stimulierung der ***Neurogenesis*** und des Brain-derived Neurothrophic Factor (BDNF) altersbedingter Konzentrations- und Gedächtnisschwäche vorbeugen. Aufgrund der Stimulierung der ***Neurotrophine*** im Gehirn sowie der Hemmung der ***Monoamino-Oxidase*** kann Curcumin auch als natürliches Mittel gegen Erschöpfungszustände eingesetzt werden (Olivera et al. 2012; Henrotin et al. 2013; Ryan et al. 2013; Wang et al. 2013; Zingg et al. 2013).

In Studien konnte nachgewiesen werden, dass die Gabe von Curcumin zur Behandlung von chronischer Fatigue sinnvoll ist. Diese akute oder chronische Erschöpfung ist eine häufige negative Begleiterscheinung bei Patienten während oder nach einer Krebserkrankung. Sie geht häufig mit Antriebslosigkeit, Konzentrationsschwäche oder Gedächtnisstörungen einher. Risikofaktoren für eine chronische Fatigue sind Schmerzen, Übelkeit, eine bereits bestehende depressive Störung oder andere psychische Belastungen. Viele Patienten denken, dass diese Symptome zwangsläufig mit einer Krebserkrankung einhergehen. Forscher gehen jedoch davon aus, dass die Symptome einer chronischen Fatigue mit einer erhöhten Sterblichkeit verbunden sind, da der Organismus zusätzlich geschwächt wird. Als pathophysiologische Ursache für die Cancer Fatigue haben aktuelle Studien einen Anstieg inflammatorischer Cytokine wie TNF-α identifiziert. Curcumin mildert den oxidativen Stress ab, was zu niedrigeren TNF-α-Konzentrationen führt (Horneber et al. 2012).

Bioverfügbarkeit

Bisher konnte der therapeutische Nutzen von Curcumin nicht voll ausgenutzt werden, da fettlösliches Curcumin eine sehr geringe Bioverfügbarkeit aufweist. Gründe dafür sind die schlechte Wasserlöslichkeit, eine schlechte Absorption, der Metabolismus sowie eine rasche Elimination. Oral aufgenommenes natürliches Curcumin wird zu 90 Prozent wieder ausgeschieden. Zur Verbesserung der Bioverfügbarkeit wurde Curcumin bisher vor allem mit Piperin kombiniert. Zwar stiegt die Blutkonzentration daraufhin an, hielt aber nur eine Stunde an und sank dann schnell auf den ursprünglichen Wert. Mit Piperin kann also bei Weitem nicht die nachhaltige Absorptionsrate erreicht werden, wie sie mithilfe des reversiblen Einschlusses mit Cyclodextrin möglich ist (s.u.). Zudem kann Piperin die Wirkung von Medikamenten beeinflussen, weil es die Phase-I und Phase-II xenobiotischer Stoffwechselenzyme, verschiedene Cytochrome (z.B. CPYB3A4) und die P-Glycoproteinaktivität inhibiert. Die Erhöhung der Bioverfügbarkeit des Curcumins mithilfe von Polysorbaten wird von vielen Seiten kritisch gesehen.

Entsprechende Studien haben gezeigt, dass die Einnahme von Curcumin, deren Bioverfügbarkeit durch die Micellen-Technologie mithilfe von Polysorbaten erhöht wurde, bei mehr als der Hälfte der Probanden zu Übelkeit und anderen Nebenwirkungen führte (Schiborr et al. 2014). Die zurzeit sinnvollste Methode zur Erhöhung der Bioverfügbarkeit von Curcumin ist dessen Einschluss in Cyclodextrine. Dadurch kann die Bioverfügbarkeit des Curcumins extrem erhöht werden, nämlich um das 45-Fache. Cyclodextrine sind natürliche Abbauprodukte von Stärke. Dabei handelt es sich um nichtreduzierende chirale Zucker, deren Moleküle aus mehreren, zu einem Ring verknüpften Glucose-Bausteinen bestehen. In den Cyclodextrinmolekülen sind die acht Glucose-Bausteine so angeordnet, dass sich eine hydrophile (wasserliebende) Außenseite und in ihrem Innern ein lipophiler, also fettfreundlicher Hohlraum ergibt. Darin kann ein anderes lipophiles Molekül als Gast aufgenommen werden, der von seiner Größe und Gestalt her hineinpasst – in diesem Fall das Curcumin-Molekül (Abb. 10).

Abb. 10: Einschluss des Curcuminmoleküls in eine Cyclodextrinverbindung

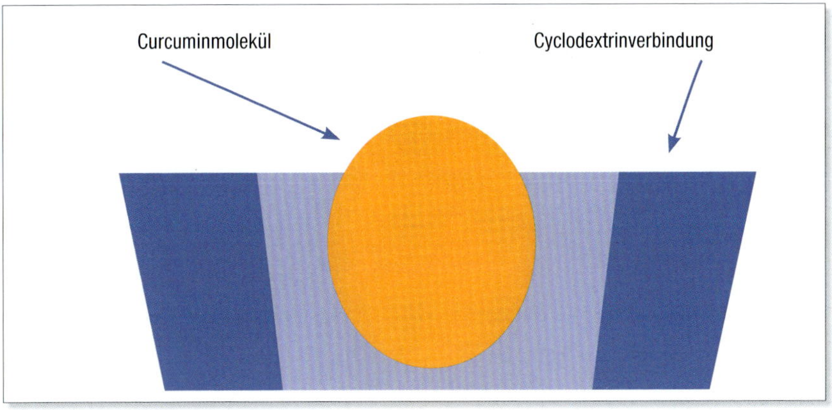

Der Zusammenhalt zwischen beiden Molekülen ist relativ schwach (Van-der-Waals-Kräfte), so dass das Gastmolekül (Curcumin) unter geeigneten Bedingungen wieder freigesetzt werden kann. Die schwachen Van-der-Waals-Kräfte lassen die beiden Partner einer solchen Einschlussverbindung chemisch unverändert. Während die natürlichen hydrophoben Curcuminmoleküle also im intestinalen wässrigen Milieu dazu tendieren, sich zu aggregieren, um die Oberfläche so gering wie möglich zu halten, werden sie durch den Einschluss in die Cyclodextrinmoleküle einzeln zur Darmwand transportiert, wo sie aufgenommen werden können, während das Cyclodextrin abgebaut oder ausgeschieden wird. In Deutschland ist ein derart bioverfügbar gemachtes Curcumin als „Curcumin Extrakt 45“ von Dr. Wolz erhältlich.

3.6 Ingwer (Gingerol)

Gingerol	
Enthalten in:	Ingwerwurzel
Wirkungen:	Antioxidativ, antiemetisch (gegen Übelkeit)
Geschätzter Tagesbedarf:	unbekannt

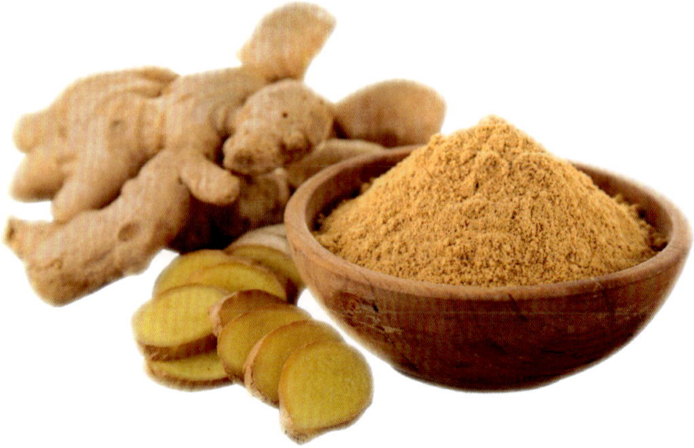

Die Ingwerwurzel gehört zu der Familie der Ingwergewächse (Zingiberaceae) und wird als Küchengewürz und Arzneidroge verwendet. Die Ingwerpflanze wird bis zu 1,5 Meter groß und bildet in der Erde eine gelbliche Wurzel (Rhizom), die nach ca. 250 Tagen geerntet werden kann. Sie wächst überwiegend in den Tropen und Subtropen. Größter

Produzent ist Indien sowie Nigeria. Größter Exporteur ist China. Besonders im ostasiatischen Raum kommt Ingwer schon seit Jahrtausenden zum Einsatz. Durch die zahlreichen Kolonien der Engländer in diesem Teil der Erde war das Gewürz auf der britischen Insel schon wesentlich früher bekannt als im Rest Europas (Ginger Ale). Der Ingwer verdankt seinen aromatisch, würzigen Geschmack und Geruch den zahlreich enthaltenen ätherischen Ölen, wie Zingiberol und Zingiberen. Die Schärfe wird durch die Stoffe Gingerol und Shogaol hervorgerufen. Den Inhaltsstoffen Borneol und Cineol wurde eine verdauungsfördernde und magenstärkende Wirkung nachgewiesen.
Ingwer wird schon seit Jahrhunderten in der traditionellen chinesischen Medizin als Heilpflanze eingesetzt. Zubereitungen aus der Wurzel, ob als Pulver oder flüssige Extrakte, werden verschiedene Wirkungen zugesprochen. Sie wirken antioxidativ, ***antiemetisch*** (gegen Übelkeit und Erbrechen) und entzündungshemmend. Zudem hat Ingwer anregende Effekte auf die Bildung von Magensaft, Speichel und Galle. Zahlreiche neuere Studien befassen sich insbesondere mit dem möglichen Einsatz von Ingwer bei der Behandlung von Übelkeit und Erbrechen bei Krebspatienten während oder nach einer Chemotherapie. Inhaltsstoffe des Ingwers können dabei bestimmte Botenstoffe des Brechzentrums im Gehirn hemmen (Marx et al. 2013; Palatty et al. 2013). Aufgrund der anhaltenden Übelkeit während einer Chemotherapie essen Krebspatienten häufig weniger, was den ohnehin geschwächten Organismus zusätzlich belastet. Die bei der Strahlentherapie eingesetzten Medikamente lassen nicht nur die sich schnell teilenden Krebszellen absterben, sondern beispielsweise auch Darmzellen. Dadurch wird der Botenstoff Serotonin (5-Hydroxytryptamin = 5-HT) frei, der im Gehirn Nervenzellen des Brechzentrums aktiviert. Ähnlich der während einer Chemotherapie eingesetzten Medikamente (Anti-Emetika) sind die Inhaltsstoffe der Ingwerwurzel dazu in der Lage, diese Nervenzellrezeptoren für das Serotonin zu blockieren. Dadurch kann das Serotonin nicht mehr binden und das Brechzentrum wird nicht aktiviert. Auf diese Weise wird einer Übelkeit oder Erbrechen vorgebeugt (5-HT-Antagonisten). Dies geschieht jedoch ohne Nebenwirkungen. Zurück-

zuführen sind diese Effekte hauptsächlich auf die Wirksamkeit der in der Ingwerwurzel enthaltenen Stoffe Gingerol und Shogaol. Ein Einsatz von Ingwerextrakt in Kapselform kann folglich zu einer Verbesserung der Symptomatik bei Krebspatienten während und nach einer Chemotherapie führen sowie eine medikamentöse Therapie mit Antiemetika unterstützen (Haniadka et al. 2012; Ryan et al. 2012; Zick et al. 2009; Walstab et al. 2013).

Abb. 11: Reduktion der Übelkeitssymptome durch die Gabe von Ingwer bei Patienten in der Chemotherapie

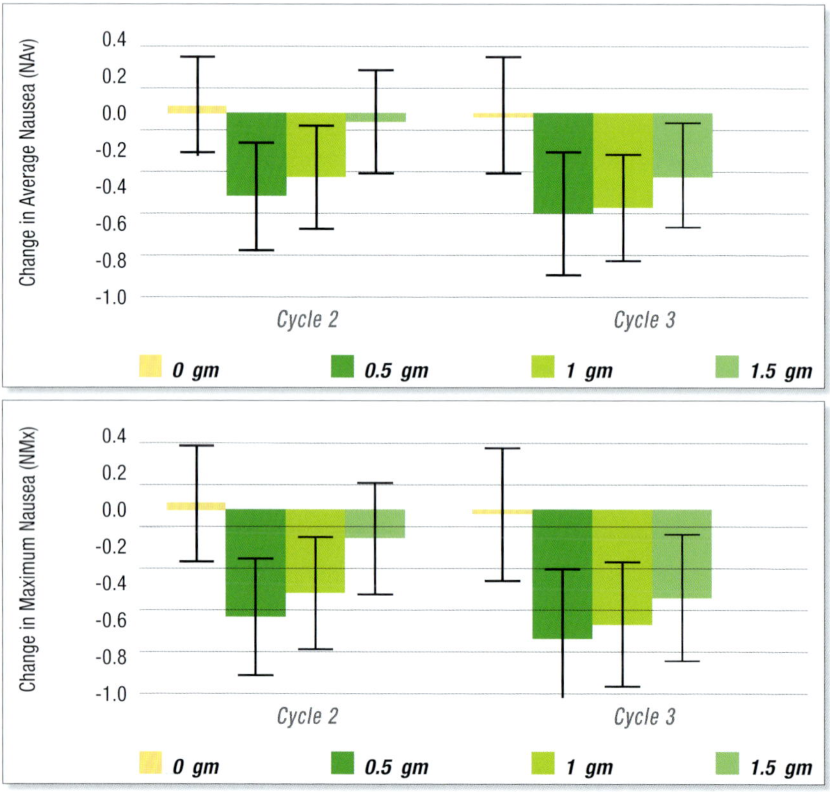

Die Abbildung zeigt die deutliche Reduktion der Übelkeitssymptome bei unterschiedlichen Dosen von Ingwerextrakt im Vergleich zur Placebogruppe bei Patienten während einer chemotherapeutischen Behandlung. *Quelle: Julie L. et al. 2012*

3.7 Safran (Safranal)

Safranal, Crocin, Crocetin	
Enthalten in:	Safran
Wirkungen:	Antidepressiv, antikanzerogen, lernfördernd
Geschätzter Tagesbedarf:	unbekannt

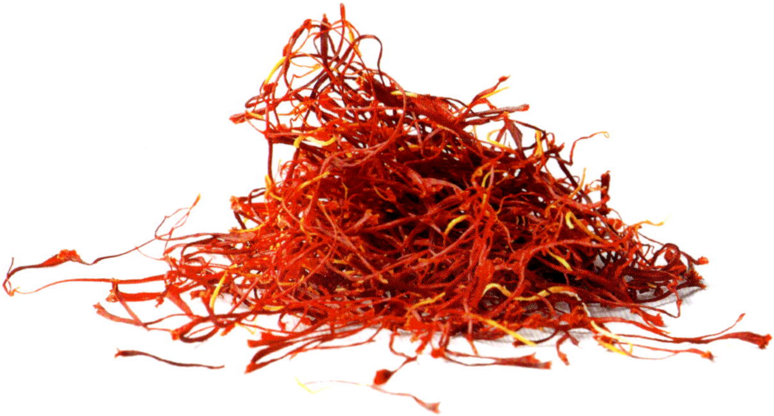

Safran ist eine Krokusart und gehört zu der Familie der Schwertliliengewächse (Iridaceae). Die Knollenpflanze produziert Blüten mit jeweils einem dreigliedrigen, gelbgefärbten Stempel, auch Griffel, Narbe oder Stigma genannt, der als Gewürz weltbekannt ist.

Neben der Anwendung als Gewürz in Speisen, wurde Safran auch als Färbemittel für Kleidung verwendet. Für die starke Farbkraft sind Carotinoide, insbesondere das Crocin und Carotin, verantwortlich. Das intensive Aroma entsteht durch ätherische Öle. Für den medizinischen Bereich spielt das Monoterpen-Aldehyd Safranal eine herausragende Rolle. Daneben enthält Safran zahlreiche Vitamine und Flavonoide, also sekundäre Pflanzenstoffe.

Bereits in der Antike wurde Safran als Heilkraut vielfältig verwendet, z. B. bei Augenkrankheiten, Gicht oder Anämie. Auch Hippokrates spricht von einer heilenden Wirkung von Safran. In der indischen Ayurveda-Heilkunde ist Safran bereits seit 2000 Jahren als Heilmittel bekannt, u.a. soll es den Menschen widerstandsfähiger gegen Stress und negative Umwelteinflüsse machen. In der traditionellen chinesischen Medizin wird Safran ebenfalls als Heilkraut bei verschiedenen Indikationen wie Stoffwechselerkrankungen oder Kreislaufbeschwerden angewendet. Die moderne Medizin erforscht immer intensiver die Wirkungen von Safran, insbesondere dessen antidepressive, lernfördernde und antikanzerogene Effekte.

In verschiedenen *in vivo-* und klinischen doppelblinden, randomisierten Pilot-Studien konnten die antidepressiven Wirkungen von Safran-Extrakten bereits wissenschaftlich nachgewiesen werden. Dazu wurden zwei Gruppen von Patienten mit milder bis moderater Depression 30 mg Safran-Extrakt in Kapselform oder ein Placebo verabreicht. Die Patienten der Interventionsgruppe hatten nach der sechswöchigen Einnahme signifikant bessere Ergebnisse bei Einteilung durch die Hamilton-Skala (Beurteilungsskala über den Grad einer depressiven Störung) als die Patienten der Placebo-Gruppe (Akhondzadeh et al. 2005, s. Abb. 12). Man führt die Wirkung auf die Erhöhung des Serotonin-Spiegels durch den Wirkstoff Safranal zurück. Zudem hat Crocin offenbar Einfluss auf die Bildung der Neurotransmitter Dopamin und Noradrenalin, die ***psychotrope*** Wirkung haben. Es zeigte sich außerdem, dass die Gabe von Safran im Vergleich zu anderen Antidepressiva wesentlich weniger oder keine Nebenwirkungen hervorrief (Noorbalaa et al. 2005).

Abb. 12: Antidepressive Wirkung von Safran

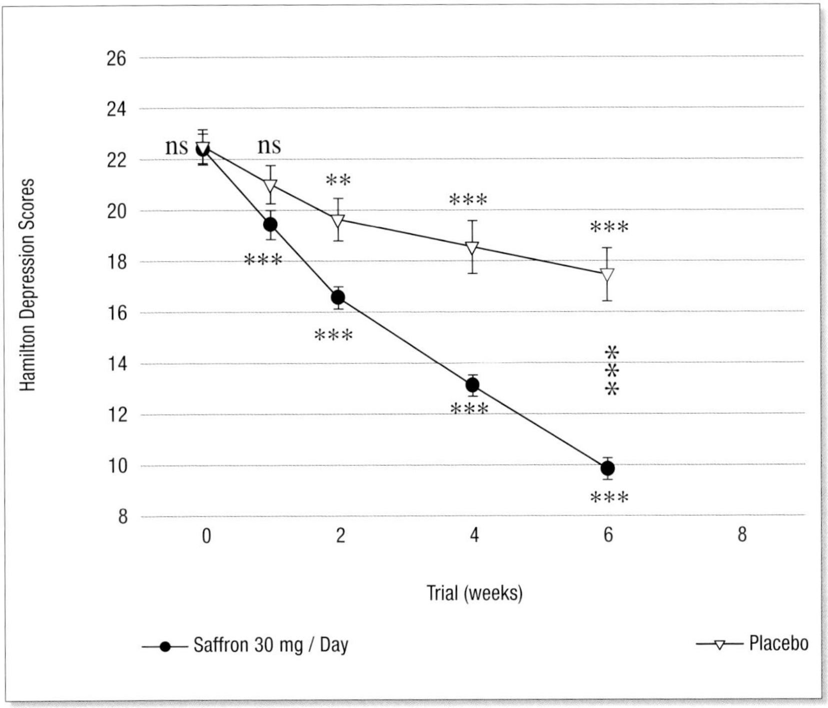

Die Abbildung zeigt die hoch signifikante, positive Wirkung von Safran auf Patienten mit Depression im Vergleich zu Patienten, die nur ein Placebo erhielten.

Quelle: Shahin Akhondzadeh et al. 2005

Die Carotinoide Crocin und Crocetin aus Safran zeigten in *in vivo*- und *in vitro*-Studien Effekte auf die Vermehrung und Überlebensdauer von Tumorzellen, die durch die Gabe von Safran-Extrakt herabgesetzt wurden, ohne körpereigene, gesunde Zellen zu schädigen. Die genaue Wirkungsweise ist noch nicht bekannt (Bolhassania et al. 2014). Es ist davon auszugehen, dass Safran-Bestandteile dazu in der Lage sind, freie Radikale abzufangen und so bereits einer Entstehung von Krebs vorzubeugen (Zhang et al. 2013).

Weitere Studien deuten auf einen Einfluss von Safran auf die Lernleistung und das Gedächtnis hin (Ghadrdoost et al. 2011). Es wird postuliert, dass Wirkstoffe der Pflanze eine Art Schutzschild um Hirnzellen ausbilden und dadurch eine Zerstörung vorbeugen könnten. Aufgrund der wissenschaftlichen Datenlage kann davon ausgegangen werden, dass Safran bzw. Safran-Extrakte in der modernen ***Phytotherapie*** ein hohes Potenzial aufweisen (Schmidt et al. 2007).

3.8 Rhodiola (Rosavin)

Rosavin	
Enthalten in:	Rhodiola
Wirkungen:	Fördert die Stressresistenz, antidepressiv
Geschätzter Tagesbedarf:	unbekannt

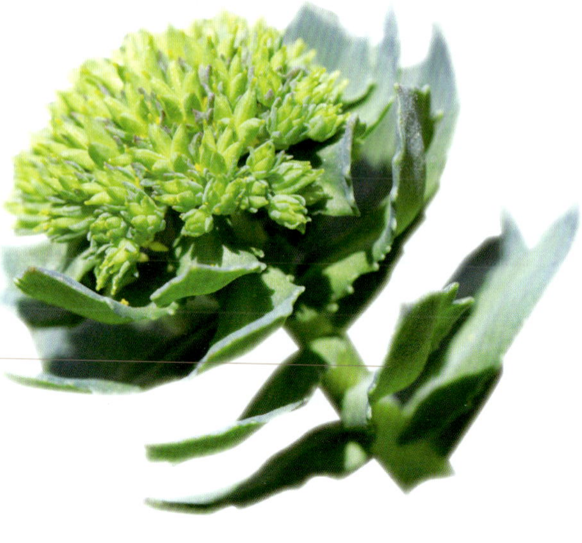

Rhodiola (Rosenwurz) wird in der Naturheilkunde – vor allem in Skandinavien, den baltischen Staaten und Russland – schon seit Langem als

effektiver Naturstoff bei Stress und Überlastungssituationen eingesetzt. Rhodiola zählt zu den sogenannten adaptogenen Heilpflanzen – pflanzliche Wirkstoffe, die den Körper widerstandsfähiger gegen Stress und Belastung machen. Die fünf bis 35 cm hohe Rhodiola rosea L. gehört zur Familie der Dickblattgewächse (Crassulaceae). Ursprünglich ist sie in arktischen Regionen beheimatet und ist vor allem in Alaska, Skandinavien, Sibirien und in alpinen Zonen der europäischen Hochgebirge heimisch. Der schwedische Botaniker Carl von Linné Wegen gab der Pflanze aufgrund ihres rosenartigen Duftes den Namen Rhodiola rosea. Studien legen nahe, dass Rhodiola-Extrakte bestimmte Botenstoffe im Gehirn aktivieren und zugleich schädliche Stoffwechselzwischenprodukte entfernen. Rhodiola rosea wird von der EMA (Europäische Arzneimittelagentur) als Adaptogen eingestuft. ***Adaptogene*** greifen in den Stoffwechsel von Adrenalin und Cortisol ein und versetzen den Organismus in die Lage, sich Umweltfaktoren gegenüber besser anzupassen. So aktivieren sie das Stresssystem des Körpers, so dass er mit exogenem Stress besser fertig werden kann. Neben Adrenalin, Dopamin und Serotonin beeinflussen Adaptogene auch Cortisol, Stickstoffmonoxid und stressaktivierte Proteinkinasen. Die pharmazeutisch wirksamen Inhaltsstoffe von Rhodiola sind vor allem die in der Wurzel enthaltenen Substanzen Rosavin, Rosarin und Rosin.
Verschiedene Studien konnten die positive Wirkung von Rhodiola-rosea-Extrakt auf die Psyche nachweisen. So zeigte Panossian et al. eine regulierende Wirkung von Rhodiola auf das Neuropeptid Y (NPY). Dieses Hormon ist im zentralen und peripheren Nervensystem in die Stressverarbeitung eingebunden. Ein hoher NPY-Spiegel ist ein Stressindikator, den man zum Beispiel bei Soldaten im Einsatz und Depressiven gefunden hat. In einer weiteren Studie konnten Panossian et al. im Tierversuch nachweisen, dass Rhodiola-rosea-Extrakt im Rahmen einer siebentägigen Behandlung das Ansteigen bestimmter ***Mediatoren*** der Stressreaktion (phosphorylierte, stressaktivierte Proteinkinase, Stickstoffmonoxid und Cortisol) nach akutem Stress verhinderte (Abb. 13). In der Studie wird Rhodiola rosea als interessante, sehr vielversprechende „adaptogene Pflanze“ eingestuft.

Abb. 13: Reduktion der Stressmarker nach Gabe von Rhodiola

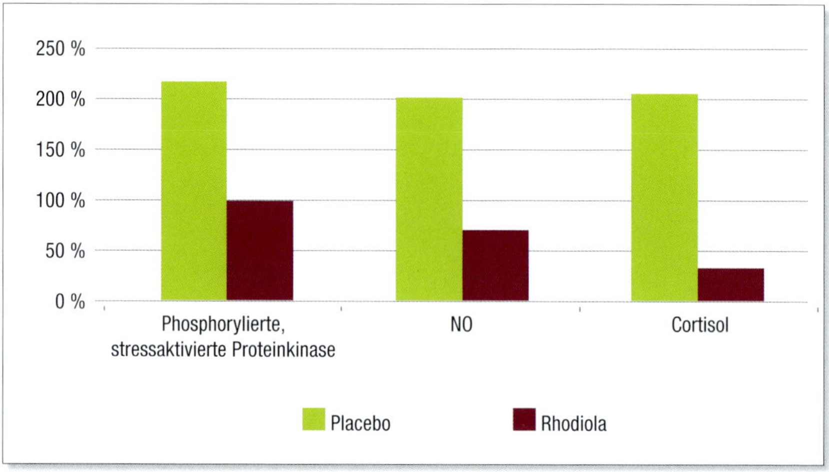

Prozentualer Anstieg biochemischer Stressmarker unter Rhodiola rosea und Placebo verglichen mit dem normalen Basislevel vor der Behandlung und dem Stressevent (angenommen als 100 Prozent, med. nach Panossian et al. (2011)

In einer Studie von Diermen et al. konnte gezeigt werden, dass Rhodiola-Extrakte die Monoaminooxidase (MAO) hemmen und dadurch eine antidepressive Wirkung entfalten können. Denn die Hemmung der MAO wirkt sich günstig auf das bei Stress und Depression verstellte neurobiologische Gleichgewicht verschiedener Transmitter wie Noradrenalin, Acetylcholin, Serotonin und Dopamin aus. Zudem macht es die Blut-Hirn-Schranke für Dopamin und Serotonin durchlässiger und senkt den bei Stress erhöhten Cortisolspiegel. Olsson et al. haben in einer randomisierten, doppelblinden, Placebo-kontrollierten Studie festgestellt, dass die wiederholte Gabe von Rhodiola-Extrakt bei erwachsenen Burnout-Patienten mit Fatigue-Syndrom einen Anti-Ermüdungseffekt hat, die geistige Leistungsfähigkeit, insbesondere die Fähigkeit, sich zu konzentrieren, erhöht und die Cortisol-Reaktion auf Stress verringert (Panossian et al. 2010; van Diermen et al. 2009; Olsson et al. 2009).

3.9 Grüner Tee (EGCG)

Catechine	
Enthalten in:	Grüner Tee
Wirkungen:	Antikanzerogen, antientzündlich, antioxidativ, antiatherogen (gegen Arteriosklerose)
Geschätzter Tagesbedarf:	24-120 mg pro Tag

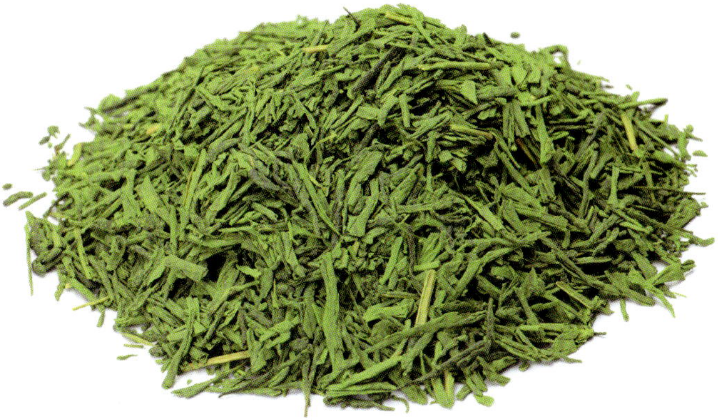

Grüner Tee wird aus den Blättern der Teepflanze Camellia sinensis gewonnen. Im Unterschied zu schwarzem Tee, der ebenfalls aus dieser Teepflanze hergestellt wird, werden die Blätter nach der Ernte direkt erhitzt, um deren Enzyme zu inaktivieren (unfermentierter Tee). Diese schonende Erhitzung der frischen Blätter führt dazu, dass alle Wirkstoffe erhalten bleiben. Die Teepflanze und ihre Zubereitungsmethoden stammen ursprünglich aus China, wo grüner Tee, neben der Verwendung als Getränk, seit mehreren tausend Jahren als Heilkraut bekannt ist. Grüner Tee enthält große Mengen an Polyphenolen, insbesondere Flavonoide (Catechine), wie das Epicatechin (EC), Epicatechingallat (ECG), Epigallocatechin (EGC) und das Epigallocatechingallat (EGCG). Diese Bestandteile werden auch oft als Gerbstoffe bezeichnet und bewirken einen bitteren Geschmack des Tees. Weitere Inhaltstoffe sind das Koffein (je nach Zubereitung), Vitamin A und B2, Calcium, Kalium, Magnesium und verschiedene Spurenelemente (Yu Wang et al. 2009).

Die Zugabe von Milch im Tee zeigte in Studien eine Neutralisierung der wertvollen Polyphenole. Demgegenüber wirkte sich eine Zugabe von Vitamin C stabilisierend auf die Catechine aus.
Die zahlreichen positiven Wirkungen des Grünen Tees werden den darin enthaltenen Polyphenolen zugeschrieben. Im Fokus zahlreicher Studien zur Untersuchung der positiven Wirkung auf z. B. Diabetes, Adipositas, chronische Entzündungen, Erkrankungen des Herz-Kreislaufsystems oder Alzheimer steht dabei das Epigallocatechingallat (EGCG).

Antikanzerogene Wirkung

Zahlreiche Studien im Bereich der ***Epigenetik*** (Forschungsgebiet der Biologie über den Einfluss verschiedener Faktoren auf die Aktivität der Gene, die damit verbundene dauerhafte Entwicklung einer Zelle und die Vererbung an die nächste Generation) haben gezeigt, das EGCG aus grünem Tee oder daraus hergestelltem Extrakt antikanzerogene Wirkung bei bestimmten Krebsarten haben kann.
Im Fokus steht dabei der mögliche Einfluss von EGCG auf die ***Demethylierung*** bestimmter DNS-Abschnitte, die eine Aktivierung von ***Tumorsupressorgenen*** zulässt (Du et al. 2012; Johnson et al. 2012; Henning et al. 2013). Zudem kann die Aufnahme von EGCG den programmierten Zelltod (Apoptose) von Krebszellen fördern und eine Metastasierung verhindern (Chung et al. 2011; Chung et al. 2010; Takahashi et al. 2013). Besonders eindrucksvoll wird die präventive antikanzerogene Wirkung von grünem Tee durch eine schwedische Studie aufgezeigt, in deren Rahmen 61.057 Frauen 15 Jahre lang beobachtet wurden. Die Studie kam zu dem Ergebnis, dass der Konsum von einer Tasse grünem Tee pro Tag das Risiko, an Ovarialkrebs zu erkranken, um 18 Prozent reduziert (Larsson et al 2005).

Antiinflammatorische Wirkung

Chronische Entzündungen, wie die rheumatoide Arthritis, werden durch systemische Überproduktion von proinflammatorischen Cytokinen verursacht (Proteine für das Wachstum von Zellen und deren Differenzierung). Interleukin-6 oder der Tumor-Nekrose-Faktor-α sind wichtige Vertreter dieser Cytokine. Chronische Entzündungen in Blutgefäßen können zudem zu schweren kardiovaskulären Komplikationen führen. Studien haben gezeigt, dass EGCG aus grünem Tee die Entstehung dieser Cytokine unterdrückt (Abb. 14) und somit einer Entzündung entgegenwirken kann (Li et al. 2012; Riegseckera et al. 2013; Cavet et al. 2011).

Abb. 14: Unterdrückung proinflammatorischer Cytokine durch EGCG

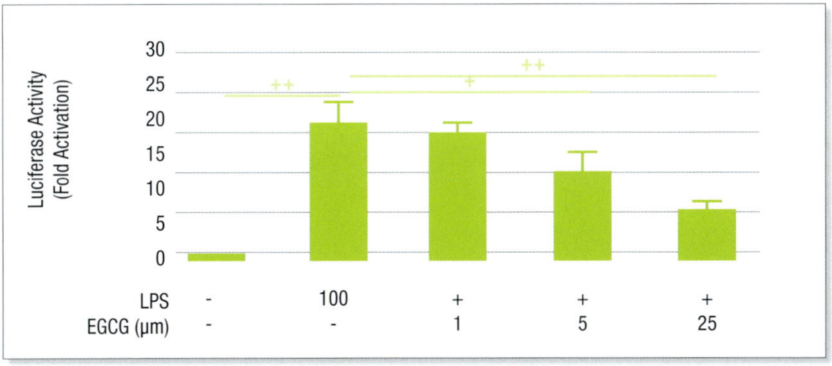

Die Abbildung zeigt die Inaktivierung der Cytokin-bildenden Zellen bei steigender Konzentration an EGCG aus grünem Tee. *Quelle: Jieliang Li et al. 2012 [8]*

Antioxidative Wirkung

Zahlreiche degenerative Krankheiten, wie z.B. Krebs, sind auf oxidativen Stress zurückzuführen. Catechine aus grünem Tee, insbesondere das EGCG, haben sich aufgrund ihrer Polyphenolstruktur mit vielen Hydroxy-Gruppen (OH) als starke Antioxidantien erwiesen. In Studien wurde die antioxidative Kapazität im Plasma nach Gabe von grünem

Tee gemessen. Diese stieg bereits bei einer einmaligen Gabe von 300 ml Tee signifikant an. Der positive Einfluss von EGCG beruht dabei vor allem auf einer Vermeidung von DNS-Schäden, einer verminderten Lipidperoxidation und einer generellen Absenkung der Entstehung von freien Radikalen (Bareis et al. 2002).

Antiatherogene Wirkung

Krankheiten, wie die koronare Herzkrankheit oder Schlaganfall, kommen Untersuchungen zufolge in Ländern mit hohem Teekonsum wesentlich seltener vor als in Ländern mit niedrigem Teekonsum. Studien dazu haben ergeben, dass besonders das EGCG aus grünem Tee der Akkumulation von Cholesterin (LDL, Gesamtcholesterin) entgegenwirkt und den Blutdruck senken kann. Dies kann einer Arteriosklerose vorbeugen (Hartley et al. 2013). Daneben hat EGCG nachweislich einen positiven Einfluss auf den Insulin- bzw. Glucosestoffwechsel sowie auf die Bildung von Stickoxid (NO) durch die Aktivierung der endothelialen NO-Synthase (eNOS). NO wirkt wiederum stark ***antiatherogen*** (Jang et al. 2013; Kim et al. 2008).

3.10 Kakao (Flavanole)

Flavanole	
Enthalten in:	Kakao, dunkler Schokolade
Wirkungen:	Antientzündlich, antihypertensiv (gegen Bluthochdruck), antithrombotisch
Geschätzter Tagesbedarf:	Siehe Catechine, 24-120 mg pro Tag

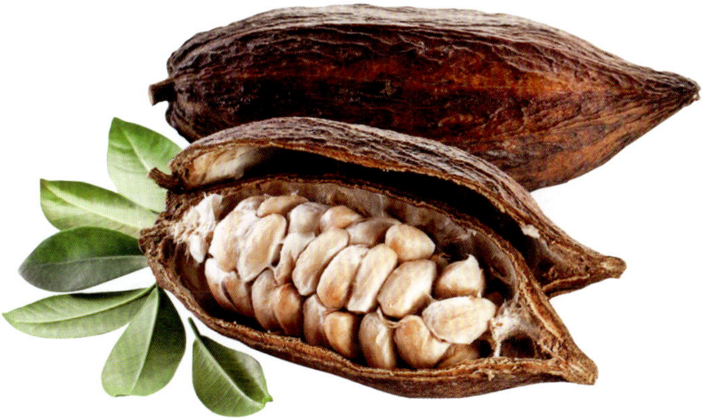

Kakao ist der getrocknete Anteil des Samens des Kakaobaumes. Er ist wie kein anderes Lebensmittel reich an Polyphenolen, vor allem Flavonoiden, insbesondere Flavanole wie das Epicatechin. Deren ***antihypertensiven,*** antiinflammatorischen und antithrombotischen Effekte tragen zum Schutz vor Herz-Kreislauf-Erkrankungen bei. So wurde in einer deutschen Kohortenstudie an über 19.000 Erwachsenen nachgewiesen, dass bereits der tägliche Konsum von 6 g Schokolade das Risiko von Schlaganfall und Herzinfarkt um 39 Prozent senken konnte (Buijsse et al. 2010). Bei Patienten mit einem Herzinfarkt konnte gezeigt werden, dass zweimal pro Woche Schokolade essen im Vergleich zu nie Schokolade essen mit einer 66-prozentigen Abnahme der kardialen Sterblichkeit in den folgenden acht Jahren verbunden war (Janszky et al. 2009). In vielen weiteren epidemologischen Studien konnte konsistent nachgewiesen werden, dass bei regelmäßigem Verzehr von Kakaoprodukten

die Morbidität und Mortalität signifikant abnehmen, bei der kardialen Mortalität um bis zu 50 Prozent (Djousse et al. 2010; Mostofsky et al. 2010; Buitrago-Lopez et al. 2011; Nehlig et al. 2012; Desideri et al. 2012; Messerli et al. 2012).
Allerdings ist die Empfehlung, Kakaogetränke oder Schokolade zu verzehren, bei großen Patientengruppen (Diabetiker, Patienten mit metabolischem Syndrom) aufgrund des hohen Zuckergehalts und der hohen Energiezufuhr von ca. 500 kcal/100 g kontrainduziert: Der Genuss von einer Tafel Schokolade täglich würde eine Gewichtszunahme von ca. 1 kg in 14 Tagen bedeuten! Zudem werden durch die technologische Bearbeitung des Kakaos (Fermentation, Trocknung und Röstung) die wertvollen Flavanole aus dem Kakaopulver entfernt. Daher ist der Gehalt in den verschiedenen Schokoladen stark schwankend. Zudem variiert der Flavonol-Gehalt je nach Herkunft des Kakaos aufgrund der unterschiedlichen klimatischen Bedingungen. Der auf Schokoladen und Kakaogetränken deklarierte Kakaogehalt darf daher keinesfalls mit dem Flavonol-Gehalt gleichgesetzt werden. Darüber hinaus kann die Wirkung der Flavanole durch den gleichzeitigen Verzehr anderer Nahrungsmittel (z. B. Milch) beeinflusst werden (Schramm et al. 2003). Eine standardisierte Gabe von Kakao-Flavanolen ist mit kakaohaltigen Lebensmitteln nicht möglich. Außerdem wird in mehreren Studien deutlich daraufhin gewiesen, dass die Schutzwirkung auf das Endothel bei zuckerfreiem Kakao signifikant besser ist als bei regulärem Kakao (Faridi et al. 2008).

Wirkweisen von Kakaoflavanolen

Im Vordergrund steht der kardiovaskuläre Schutzeffekt der Flavanole aufgrund der Reparatureffekte auf das Endothel, also der Zellschicht auf der Innenseite der Blutgefäße, die verschiedene Botenstoffe synthetisiert, die durch Erweitern oder Zusammenziehen der Gefäße den Blutdruck bestimmen. Die Bedeutung des endothelialen Systems wird deutlich durch die große Fläche von 4000 bis 7000 m^2, die mit dem Blut in Kontakt tritt. Eine Dysfunktion des Endothels ist typisch für eine frühe Arteriosklerose und damit für die meisten kardiovaskulären Risikofaktoren. Bei Vorliegen einer endothelialen Dysfunktion kann weniger Stickstoffmonoxid (NO) in die Gefäße abgegeben werden (verminderte vaskuläre Bioverfügbarkeit von NO). NO ist aber zwingend notwendig für die Gefäßerweiterung und damit für die Fähigkeit der Gefäße, möglichst viel Sauerstoff und Nährstoffe zu den Organen zu transportieren. Darüber hinaus ist eine Endotheldysfunktion gekennzeichnet durch eine vermehrte Bildung freier Sauerstoffradikale und eine erhöhte Produktion von Vasokonstriktoren wie Angiotensin II und Endothelin (Sudano 2011) – die Endotheldysfunktion ist somit der Beginn der Arteriosklerose. Die Kakao-Flavanole regenerieren die Endothelfunktion, indem sie einen Anstieg von NO aus dem Endothel in das Blut induzieren. Dadurch weitet sich das Gefäß, die Durchblutung und Zirkulation des Blutes verbessert sich (s. Abb. 15). NO relaxiert die glatte Muskulatur der Gefäße. Das heißt, Kakao-Flavanole verbessern bei Patienten mit Endothelfunktionsstörungen dessen Funktion – z.B. bei Diabetes Typ II oder Patienten mit Arteriosklerose (Flammer 2010 u. 2012, Munzel 2010, Heiss 2010, Horn 2014).

Abb. 14:

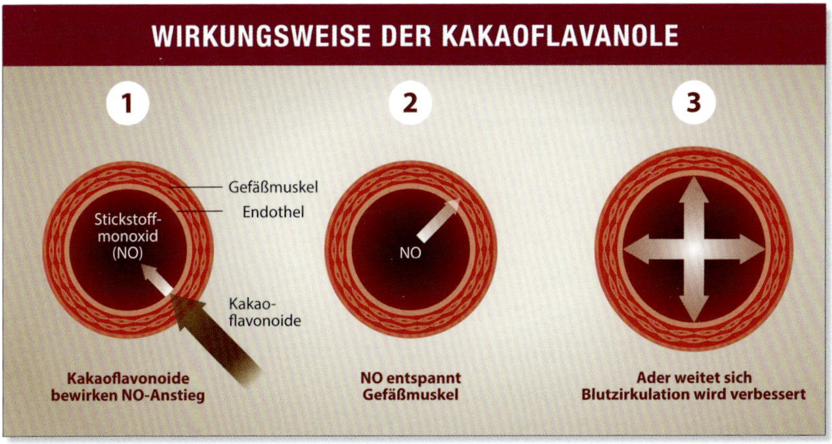

Darüber hinaus konnte eine klinische Studie zeigen, dass Kakao-Flavanole die Vermehrung sogenannter endothelialer Progenitorzellen (EPC) bewirken. Diese – am ehesten mit Stammzellen zu vergleichenden – Zellen haben die Fähigkeit, Endothelzellen zu differenzieren und damit einen weiteren Beitrag zur kardiovaskulären Schutzfunktion der Kakao-Flavanole zu leisten (Heiss 2010). Der positive Effekt auf das Endothel ist nicht nur kurzfristig, sondern wirkt sich bei regelmäßiger Einnahme auch langfristig positiv auf die Endothelfunktion aus.

Abbildung: Akuter (2 Stunden) und chronischer Effekt (4 Wochen) des Konsums einer flavonolreichen beziehungsweise flavonolarmen Schokolade auf die Endothelfunktion, gemessen als flussabhängige Vasoldilatation (FMD) * *$p < 0{,}05$ (modifiziert nach [13]).*

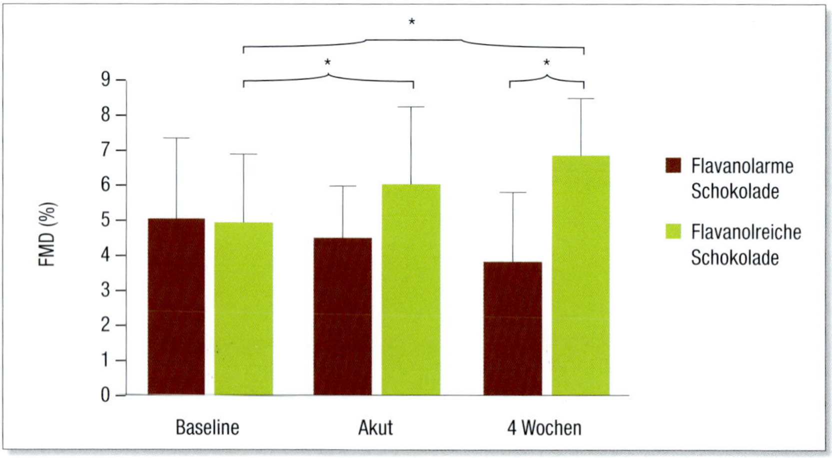

Weitere kardiovaskuläre Schutzeffekte ergeben sich aus der blutdrucksenkenden, antiinflammatorischen und cholesterinsenkenden Wirkung der Kakao-Flavanole (s.u.). Der antioxidative Effekt der Kakao-Flavanole verbessert die Endothelfunktion zusätzlich (Munzel 2010). Die Stimulierung der Endothelfunktion und die damit verbundene Verbesserung der Blutzirkulation auch in den peripheren Gefäßen wirkt sich insbesondere bei Patienten mit peripheren arteriellen Verschlusskrankheiten (***PAKV*** – „Schaufensterkrankheit“) positiv aus. In einer Interventionsstudie konnten PAKV-Patienten, die nicht mehr als 200 m gehen konnten, ihre maximale Gehstrecke nach dem Verzehr dunkler Schokolade um 11 Prozent und die maximale Gehzeit um 15 Prozent steigern. Die Konzentration von NO stieg im Serum um 57 Prozent (Loffredo 2014).

Es liegen mehrere Metaanalysen vor, die zeigen, dass der Verzehr kakaoreicher Lebensmittel den ***Blutdruck*** senken kann (Ried 2012). Die Senkung des Blutdrucks ergibt sich zum einen aus der Regeneration der Endothelfunktion, über die vermehrte Freisetzung von NO werden die Gefäße dilatiert. Zudem gibt es Hinweise auf eine inhibitorische Wirkung auf das angiotensinkonvertierende Enzym (ACE) (Persson 2011, Buijsse 2006, Sudano 2012). Eine randomisierte, Placebo-kontrollierte doppelblinde Studie konnte zeigen, dass der regelmäßige Verzehr eines Kakao-Getränks den diastolischen Wert um ca. 5 mm HG und den systolischen Wert um ca. 3 mm HG senken konnte (Davison 2010).
Chronische Entzündungsreaktionen spielen bei der Pathogenese der Arteriosklerose eine wichtige Rolle. Daher sind die antiinflammatorischen Effekte der Kakao-Flavanole von besonderer Bedeutung: Sie inhibieren proinflammatorische Zytokine und führen zu einer Verringerung der Leukotrienen (Eikosanoide mit proinflammatorischer Wirkung). Außerdem bewirken Kakao-Flavanole eine Reduktion des C-reaktiven Proteins (di Guiseppe 2008, Stote 2012, Mao 2000).

Der regelmäßige Verzehr von Kakaoprodukten führt zu einer Erhöhung des kardioprotektiven ***HDL-Cholesterins*** und einer Senkung des LDL-Cholesterins, das zudem vor Oxidation geschützt wird (Corti 2009, Mellor 2010, Tokede 2011). Interessant ist das Ergebnis einer 2012 veröffentlichten Studie, der zufolge Personen, die regelmäßig Kakaoprodukte verzehren, einen niedrigeren Body-Mass-Index aufweisen als jene die keine Kakaoprodukte konsumieren. Dies wird vor allem auf den Sättigungseffekt von Kakaoprodukten zurückgeführt (Sudano 2011).

Stress ist ein wichtiger Trigger für Herz-Kreislauferkrankungen – kurzer heftiger Stress kann einen Myokardinfarkt auslösen. Daher ist die Reduzierung von ***Stress*** ein wichtiger Baustein in der Prophylaxe von Herz-Kreislauf-Erkrankungen. Studien haben gezeigt, dass Kakao-Flavanole die Stresshormone Cortisol und Adrenalin senken können: Je höher das Flavonoidspiegel desto geringer der Stressanstieg. Vermutlich schützen Flavonoide auf der Ebene der Nebennieren vor der körperlichen Reaktion auf Stress (Wirtz 2014).

Bei ***Leistungssportlern*** führt der regelmäßige Verzehr von Kakao-Flavanolen zu einer Verbesserung der Leistungsfähigkeit und der Gefäßfunktion. Sowohl die physische Leistungsfähigkeit als auch die Gefäßfunktion – gemessen an der flussvermittelten Vasodilatation – konnte, in einer Studie signifikant verbessert werden (Totzeck 2012).

Auch in Bezug auf den degenerativen altersbedingten Abbau der Skelettmuskulatur wirkt sich der Verzehr von Flavonolen positiv aus. Alterung hat eine negative Wirkung auf die Differenzierung der Muskelwachstums-Modulatoren. Bereits geringe Mengen an Flavanolen können diese altersbedingten Veränderungen teilweise umkehren. Daher eigenen sich Flavonole auch zur Prävention und adjuvanten Behandlung von ***Sarkopenie*** (Gutierrez-Salmean 2914).

3.11 Soja (Isoflavone)

Isoflavone	
Enthalten in:	Soja
Wirkungen:	Antikanzerogen
Geschätzter Tagesbedarf:	5 mg pro Tag

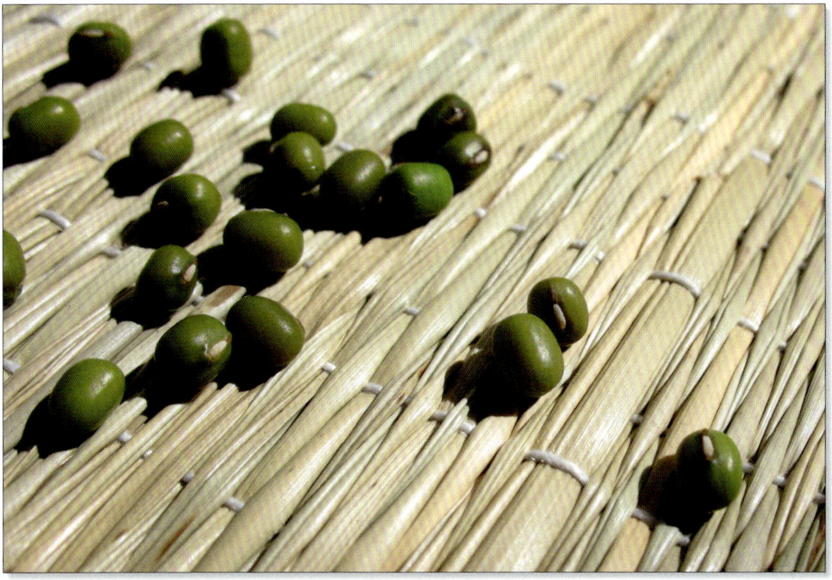

Zu den Isoflavonen, auch Phytoöstrogene genannt (Gruppe der Flavonoide), aus Soja gehören die Verbindungen Daidzein, Genistein und Formononetin. In 100 g Sojabohnen sind etwa 76 mg Genestein enthalten. 100 g Tofu enthalten etwa 30 mg Isoflavone.

Die Verzehrmengen pro Kopf variieren stark beispielsweise zwischen westlichen Industrieländern mit 1-3 mg pro Tag und asiatischen Ländern mit 25-50 mg pro Tag.

Wie der Name Phytoöstrogene vermuten lässt, beeinflussen diese Substanzen den Östrogenstoffwechsel im Menschen. Erhöhte Östrogenspiegel im Blut können mit einem erhöhten Erkrankungsrisiko für Krebs einhergehen. Dem wirken Phytoöstrogene entgegen, indem sie

Östrogenrezeptoren belegen, sodass körpereigene Hormone nicht mehr binden können und die Transkription von Genen so verhindert wird. Daneben gibt es andere Mechanismen, die nicht mit der Bindung an Rezeptoren in Zusammenhang stehen, welche aber trotzdem einen positiven Einfluss auf den Östrogenhaushalt haben. Beispielsweise ist bei Aufnahme von Isoflavonen die Verstoffwechselung von Östrogenen erhöht.

Neben den genannten Effekten zeigte sich in Studien, dass Genestein die Aktivität von antioxidativen Enzymen wie der SOD (Superoxiddismutase) erhöht (Knasmüller, 2014).

Abb. 8: Beeinflussung des Krebsrisikos durch Aufnahme von Isoflavonen über die Nahrung (Knasmüller, 2014)

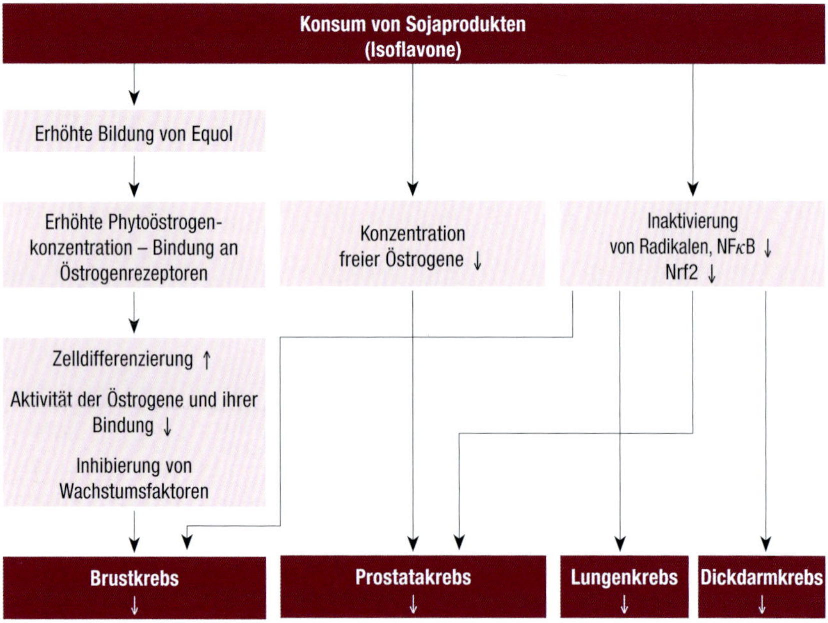

3.12 Brokkoli (Glucosinolate)

Glucosinolate	
Enthalten in:	Brokkoli, Kohl, Rettich, Kresse
Wirkungen:	Antientzündlich, antikanzerogen, Aktivierung des programmierten Zelltodes
Geschätzter Tagesbedarf:	50 mg pro Tag

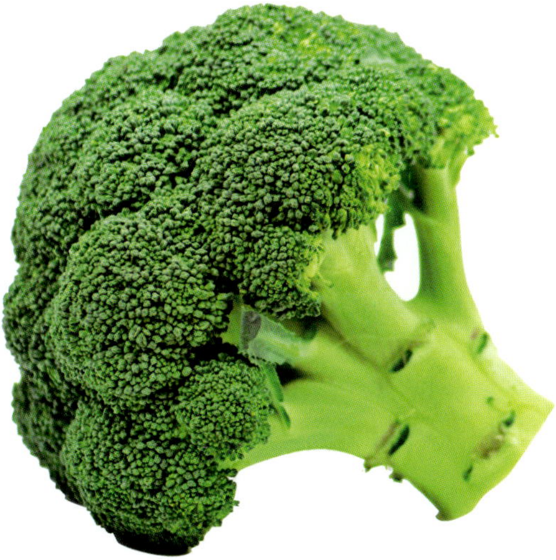

Glucosinolate kommen vorwiegend in Pflanzenteilen von Kreuzblütlern vor, d. h. Kohlarten, Senf, Rettich oder Radieschen, Kresse oder Meerrettich. Glucosinolate werden auch als Senfölglycoside bezeichnet und enthalten neben dem Zuckerrest auch ein Schwefelatom, welches den charakteristischen Geruch dieser Lebensmittel hervorruft.

Das wohl bekannteste Glucosinolat ist das Sulforaphan, welches unter anderem in Brokkoli vorkommt. Die Aufnahmemenge variiert stark je nach Jahreszeit und liegt bei durchschnittlich etwa 14 mg Glucosinolate pro Kopf und Tag. Durch Verletzen des Pflanzengewebes kommt es beim Zubereiten von Kohl durch den Abbau von Glucosinolaten durch das pflanzeneigene Enzym Myrosinase zu den flüchtigen ***Isothiocyaneten,*** die als Aroma („Kohlgeruch“) für uns wahrnehmbar sind.

Da Pflanzen diese Substanzen zur Abwehr gegen Frassfeinde, Pilze und Bakterien bilden, können zu hohe Konzentrationen toxisch wirken. Des Weiteren können sie ***goitrogen*** wirken, also den Stoffwechsel der Schilddrüse beeinflussen (Kropfbildung).
Trotzdem haben zahlreiche Studien die krebsschützenden Eigenschaften von Glucosinolaten nachgewiesen.

Folgende Mechanismen wurden dabei identifiziert.

» *Senkung proinflammatorischer Cytokine (DNS-Schäden ↓)*
» *Einwirkung auf den Östrogenhaushalt (Brustkrebs ↓)*
» *Interaktion mit Östrogen- und Androgenrezeptoren (Prostatatkrebs ↓)*
» *Inhibierung von Phase-I-Enzymen, z. B. im Zusammenhang mit Tabaknitrosaminen (Lungenkrebs ↓)*
» *Einleitung der Apoptose (programmierter Zelltod von Krebszellen)*

(Knasmüller, 2014)

3.13 Apfel (Quercetin/OPC)

Oligomere Procyanidine, Quercetin	
Enthalten in:	Apfel
Wirkungen:	Antientzündlich, antikanzerogen, Aktivierung des programmierten Zelltodes
Geschätzter Tagesbedarf:	5-40 mg pro Tag (OPC)

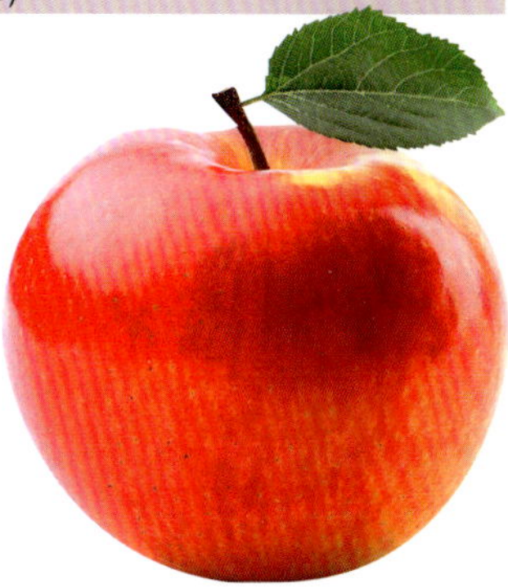

Haupt-Flavonoide im Apfel sind das Quercetin und die sogenannten OPCs (Oligomere Procyanidine). Das Quercetin findet sich vor allem in den Schalen mit einem Gehalt von etwa 140 mg pro kg. Die durchschnittliche Aufnahmemenge dieses Flavonols beträgt pro Kopf und Tag 5-40 mg (Knasmüller, 2014). Dieser Wert ist bei Vegetariern deutlich höher. Quercetin ist in der Lage, über ganz verschiedene Wege vor Krebserkrankungen zu schützen:

- *Krebszellen werden in ihrer Zellteilung gehemmt.*
- *Es löst Apoptose aus.*
- *Es löst **Autophagie** aus, also das Auflösen von Fremdeiweißen in Zellen etc.*
- *Es schütz die DNS vor Schäden durch Chemikalien.*
- *Es hemmt die Bildung von kleinen Blutgefäßen in Tumoren (Antiangiogenese).*
- *Es hat entzündungshemmende Wirkung.*

OPCs finden sich im Apfel je nach Sorte in unterschiedlichen Mengen. In einem Apfel der Sorte Roter Delicious sind etwa 57 mg OPC enthalten. OPCs bestehen aus zwei oder drei verknüpften Catechinen (Gruppe der Flavanole). Wie auch andere Polyphenole sind OPCs wirksame Antioxidantien. Weitere positive Wirkungen sind auf ihre gefäßerweiternden und blutdrucksenkenden Effekte zurückzuführen. Daneben spielen auch antikanzerogene Wirkungen eine Rolle. OPCs sind dazu in der Lage, Apoptose auszulösen und so die unkontrollierte Vermehrung von Krebszellen zu stoppen. Des Weiteren zeigten Studien, dass OPCs auf Krebszellen cytotoxisch wirkten, wohingegen gesunde Zellen nicht geschädigt wurden (Youn-Jung et al. 2005).

3.14 Rote Trauben (Resveratrol)

Resveratrol	
Enthalten in:	Weintrauben, Himbeeren, Pflaumen, Erdnüsse
Wirkungen:	antientzündlich, antikanzerogen, antioxidativ
Geschätzter Tagesbedarf:	unbekannt

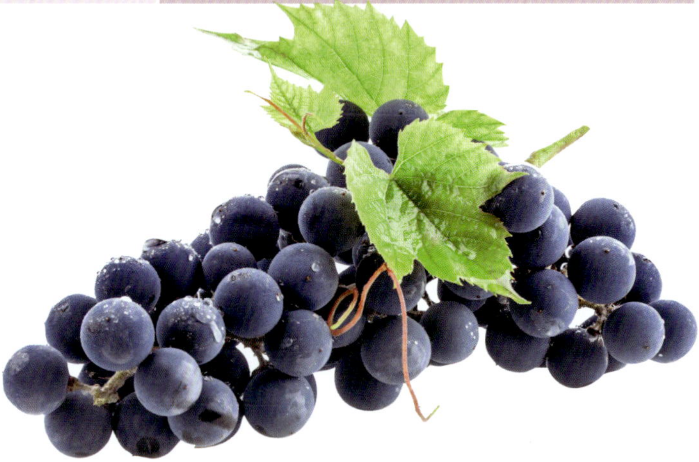

Resveratrol gehört zu der Gruppe der Stilbene und findet sich in größeren Konzentrationen hauptsächlich in Weintrauben. Insbesondere in der Beerenhaut sind die Gehalte am höchsten, da die Pflanze sich durch diese Inhaltsstoffe vor Schädigung durch UV-Strahlen oder Pilzinfektionen (Botrytis) schützt. Des Weiteren werden große Mengen an Resveratrol in Wein nachgewiesen. Besonders Rotwein kann aufgrund der Maischegärung enorme Mengen dieses sekundären Pflanzenstoffes enthalten (bis zu 12 mg pro Flasche). Die tägliche Aufnahmemenge kann als eher gering eingeschätzt werden. Bei mediterraner oder vegetarischer Lebensweise sind die Mengen vermutlich höher. Auf dem Markt sind zahlreiche hochdosierte Resveratrolpräparate als Nahrungsergänzungsmittel erhältlich. Deren Wirkung ist jedoch durch die unphysiologisch hohen Mengen und die Grenzen der Bioverfügbarkeit im Menschen sehr fraglich.

Zur Wirkung von Resveratrol gibt es eine breite Studienlage. Die krebsschützenden Mechanismen beruhen auf folgenden Wirkungen (Knasmüller, 2014):

» *Antioxidativ*
» *Hemmung der Aktivierung von Kanzerogenen*
» *Interaktion mit Östrogen (Bindung an Östrogenrezeptoren)*
» *Hemmung der Zellteilung von Krebszellen und gesunden Zellen*
» *Interaktion mit Proteinen, die Tumore unterdrücken können (p53)*

Neben den Effekten im Krebsschutz werden Resveratrol antiinflammatorische Wirkungen zugeschrieben. So konnte beispielsweise in einer Langzeit-Studie von Tomé-Carneiro et al. (2012) nachgewiesen werden, dass täglich aufgenommene physiologische Mengen an Resveratrol (8 mg) in der Prävention von Herz-Kreislauf-Erkrankungen eingesetzt werden können. In der Interventionsgruppe sanken insbesondere TNF-α- und Interleukin-Werte.

Resveratrol hat außerdem einen Effekt auf die Blutcholesterinzusammensetzung und kann somit einer Arteriosklerose vorbeugen. Es kann das HDL-Cholesterin erhöhen und das LDL/HDL-Verhältnis und die LDL-Oxidationsrate senken (Schmandke, 2002).

4 Einfluss bestimmter Lebensmittel oder spezieller Ernährungsformen auf die Entstehung von Krebs

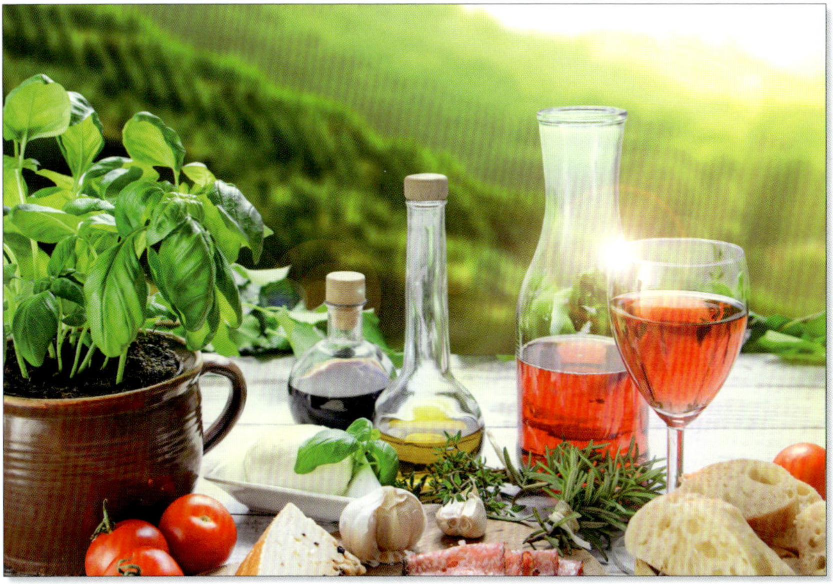

Mediterrane Ernährung

Die mediterrane Ernährungsform zeichnet sich durch einen hohen Anteil an Früchten, Gemüse, Getreide, Hülsenfrüchten und Fisch aus. Daneben wird meist täglich Rotwein und selten Fleisch konsumiert. Bei der Zubereitung der Speisen wird Olivenöl verwendet. Milchprodukte wie Joghurt und Käse werden der puren Milch vorgezogen.
Einige umfangreiche Studien zeigen, dass die ***Krebsmortalität*** bei dieser Ernährungsform reduziert ist. Dies war bei Studienteilnehmern mit einem Alter ab 55 Jahren besonders deutlich. Bei den langjährigen Betrachtungen war insbesondere das Auftreten von Magen-, Dickdarm-, ***Ösophagus-*** und Kehlkopfkrebs deutlich erniedrigt.

„Bio-Lebensmittel"

Hersteller von biologisch erzeugten Lebensmitteln suggerieren in der Werbung oftmals, dass diese Art der Produkte besonders wertvoll und gesundheitsförderlich ist. In zahlreichen Studien konnte allerdings nicht nachgewiesen werden, dass Bio-Lebensmittel gesünder sind als konventionelle erzeugte Produkte. Die Konzentration an verschiedenen Vitaminen und bestimmten Phenolen ist nicht höher als in konventionell hergestellten Lebensmitteln. Allerdings zeigen Untersuchungen, dass der Gesamtphenolgehalt in Bio-Lebensmitteln höher sein kann, was gesundheitlich positive Effekte haben könnte.

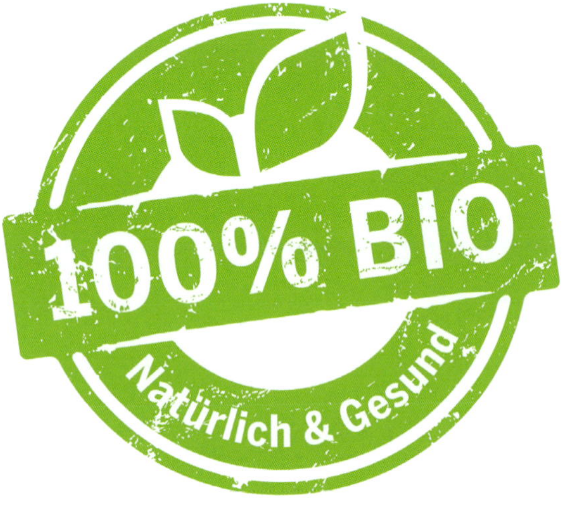

Obst- und Gemüsekonsum

Zahlreiche Institutionen und Wissenschaftler weisen wiederholt darauf hin, dass ein höherer Obst- und Gemüsekonsum zu einer erhöhten Krebsabwehr beitragen kann. Die Auswertung groß angelegter Studien zeigt, dass die positiven Effekte insbesondere auf Organe wie die Lunge oder das Magendarmsystem nachweisbar sind. Dies ist neben den Ballaststoffgehalten auch auf die Vitamine und die Polyphenole zurückzuführen. Schon ein Mehrkonsum von ca. 80-150 g pro Tag kann das Erkrankungsrisiko um 1-3 Prozent reduzieren. Die Umsetzung dieser Empfehlung gestaltet sich als enorm schwierig.

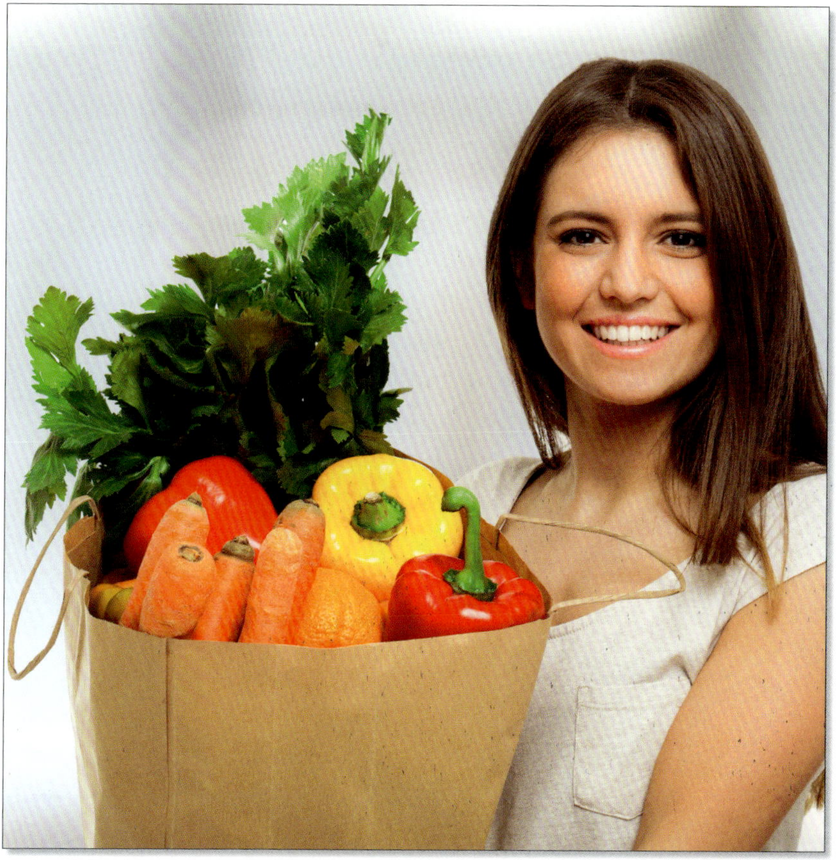

Vollkornprodukte

Im Fokus der Krebsforschung steht neben dem Obst- und Gemüseverzehr auch der Konsum von Vollkornprodukten.
Inhaltsstoffe wie Ballaststoffe, Phenolsäuren sowie Phytinsäure aus der Schale von Getreidekörnern könnten für diese Wirkungen von großer Bedeutung sein. Neben diesen wertvollen Inhaltsstoffen spielt der Einfluss von Vollkornprodukten in Bezug auf die Vermeidung von Übergewicht und Diabetes eine Rolle. Der Konsum von Vollkornprodukten steht in Zusammenhang mit niedrigerem Körpergewicht. Folglich könnten sowohl die Inhaltsstoffe als auch der Einfluss auf das Körpergewicht ein reduziertes Risiko auf verschiedene Krebserkrankungen zur Folge haben. Dazu liegen aber bisher zu wenige Studienergebnisse vor. Es gilt allerdings als nachgewiesen, dass sich ein erhöhter Verzehr von Vollkornprodukten positiv auf den Verdauungstrakt sowie auf Leber, ***Ovarien*** und Brust auswirkt.

Die Mechanismen des Krebsschutzes durch die Ernährung sind sicherlich nicht auf einzelne Lebensmittel reduzierbar. Es zeigt sich allerdings, dass neben endogenen Faktoren (Genetik, allgemeiner Gesundheitszustand) die Auswahl und Kombination bestimmter, besonders wertvoller Lebensmittel sowie deren Zubereitung eine herausragende Rolle in der ***Phytotherapie*** bei oder nach Krebserkrankungen spielen können.

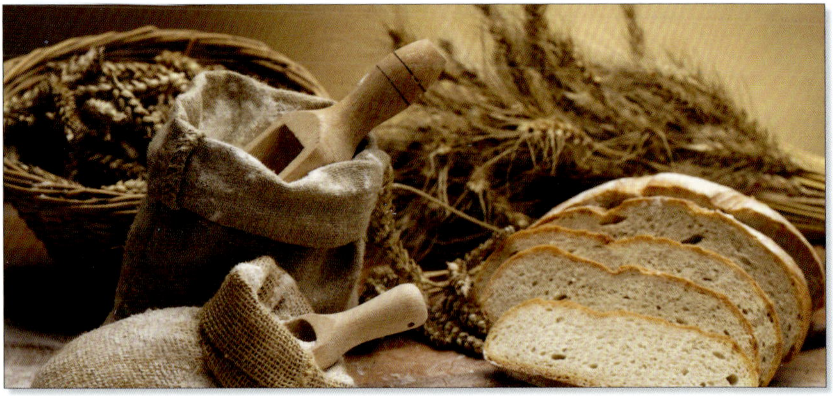

5 Therapie mit sekundären Pflanzenstoffen

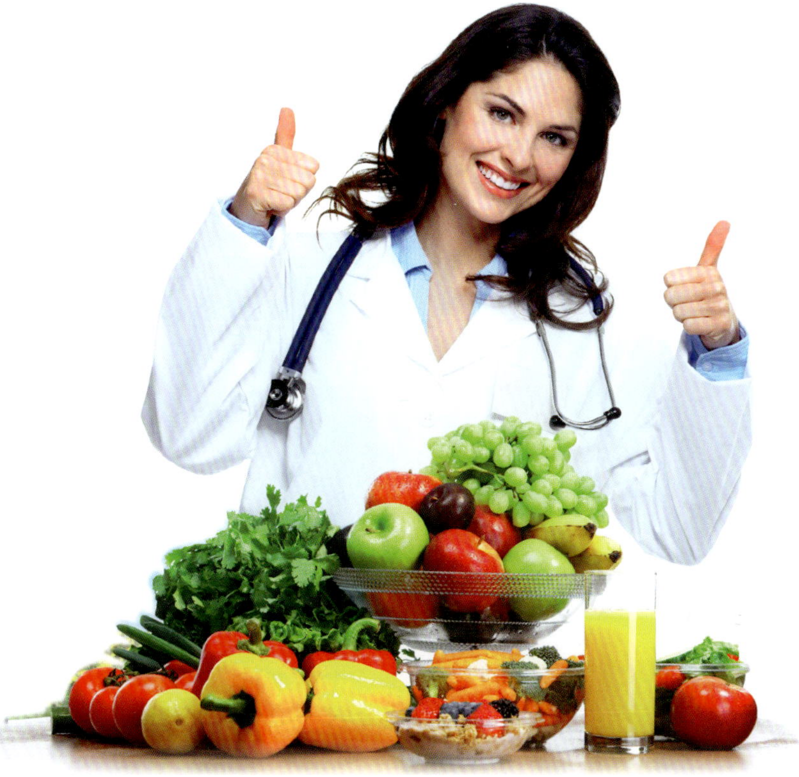

Eine wichtige Frage ist nun, wie sekundäre Pflanzenstoffe gezielt in Prävention und Therapie eingesetzt werden können. Die Basis bildet natürlich eine konkret an den Bedürfnissen des Patienten ausgerichtete Ernährungstherapie mit ausgewählten Obst- und Gemüsesorten.
Die deutsche Gesellschaft für Ernährung (DGE) klassifiziert den Nutzen des Obst- und Gemüsekonsum für viele Indikationen als wahrscheinlich bis überzeugend ein. Denn viele wissenschaftliche Studien belegen seit Jahren, dass Obst und Gemüse ein entscheidender Faktor

bei der Prävention und Behandlung chronischer Krankheiten sind. Immer deutlicher wird dabei die besondere Bedeutung der sekundären Pflanzenstoffe. Nach der von der DGE bewerteten aktuellen Studienlage führt der steigende Verzehr von Obst und Gemüse zur

» *Senkung des Risikos für Krebskrankheiten,*
» *Senkung des Risikos für Bluthochdruck, koronare Herzkrankheiten und Schlaganfall,*
» *möglichen Senkung des Risikos für Demenz, bestimmte Augenkrankheiten (Makuladegeneration, Katarakt), rheumatoide Arthritis, Osteoporose, bestimmte Lungenkrankheiten und Gewichtszunahme.*

Tabelle 1: Pflanzen/Lebensmittel, darin enthaltene sekundäre Pflanzenstoffe und Wirkungen

Pflanze oder Frucht	Wirksame sekundäre Pflanzenstoffe	Wirkung
Rote Früchte	Anthozyane (Flavonoide)	Antikanzerogen Antioxidativ Antientzündlich
Oranges und dunkelgrünes Gemüse	Carotinoide	Antioxidativ Antientzündlich Beeinflussung der Immunfunktion Aktivierung des programmierten Zelltodes
Zitrusfrüchte	Bioflavonoide	Antioxidativ Antientzündlich Antikanzerogen Antiallergisch
Tomaten	Lycopin	Antioxidativ Aktivierung des programmierten Zelltodes

Pflanze oder Frucht	Wirksame sekundäre Pflanzenstoffe	Wirkung
Kurkuma	Curcumin	Antientzündlich Antioxidativ Antitumoral gegen Erschöpfungszustände
Ingwer	Gingerol	Antioxidativ antiemetisch (gegen Übelkeit)
Safran	Safranal, Crocin, Crocetin	Antidepressiv Antikanzerogen Lernfördernd
Rhodiola	Rosavin	fördert die Stressresistenz Antidepressiv
Grüner Tee	Catechine	Antikanzerogen Antientzündlich Antioxidativ antiatherogen (gegen Atherosklerose)
Kakao	Flavanole	Antientzündlich antihypertensiv (gegen Bluthochdruck) antithrombotisch gefäßerweiternd
Soja	Isoflavone	Antikanzerogen
Brokkoli	Glucosinolate	Antientzündlich Antikanzerogen Aktivierung des programmierten Zelltodes

Pflanze oder Frucht	Wirksame sekundäre Pflanzenstoffe	Wirkung
Apfel	Quercetin, oligomere Procyanidine	Antientzündlich Antikanzerogen Aktivierung des programmierten Zelltodes

Leider reicht es oft nicht aus, dem Patienten zu empfehlen, er solle mehr Tomaten essen, um seinen Blutfluss zu verbessern, oder mehr dunkelrotes Obst, um das Krebsrisiko zu senken. Denn die auf ein bestimmtes Essverhalten abzielende Therapie scheitert oft an der mangelnden Compliance der Patienten. So hat eine Untersuchung zum Beispiel ergeben, dass sich das Ernährungsverhalten von Krebspatienten zwar nach einer Operation kurzfristig geändert, sich aber bereits nach wenigen Wochen wieder das ursprüngliche – falsche – Essverhalten eingestellt hat. So erreichten in einer Studie Patienten mit Prostatakarzinom gerade einmal 2,4 Prozent die empfohlenen fünf Portionen Obst und Gemüse (Thederan 2014).

Die wichtigsten Gründe für eine unzureichende Zufuhr von sekundären Pflanzenstoffen durch den Verzehr von Obst und Gemüse sowohl zur Prävention als auch im Rahmen einer Therapie sind:

» *Zeitmangel (bei Berufstätigen)*
» *Probleme beim Kauen und Schlucken (aufgrund von Krankheiten)*
» *Malabsorption (aufgrund von Darmkrankheiten oder Stoffwechselstörungen)*
» *Malappetenz (im Alter oder aufgrund von Krankheiten)*
» *Ablehnung aufgrund des Geschmacks von Obst und Gemüse bei Kindern und Erwachsenen*
» *Mangelnde Lust, sich Obst und Gemüse verzehrfähig zuzubereiten*

Hinzu kommt, dass der hohe Gehalt an blähenden Nahrungsbestandteilen (Hülsenfrüchte) oder Fructose (Obst) Verdauungsprobleme verursachen kann.

Zu berücksichtigen ist auch, dass in viele Lebensmittel aufgrund bestimmter Ernte-, Transport- und Lagerbedingungen teilweise erhebliche Nährstoffverluste aufweisen. Bei Treibhaus-Gemüse führt der Anbau unter künstlichem Licht zur verminderten Bildung von Flavonoiden. Auch die Herstellung der Nahrungsmittel (Raffinade) mindert den Anteil sekundärer Pflanzenstoffe, denn diese befinden sich hauptsächlich in den äußeren Schichten von Gemüse und Getreide. So führt zum Beispiel das Abtrennen der Schale bei Weizen und Roggen zur Mehlherstellung zu einem 85-prozentigen Verlust von Carotinoiden, Lignanen, Flavonoiden und Phenolsäuren (Heiss 1991). Zudem sind sekundäre Pflanzenstoffe oft temperaturempfindlich.

Um eine umfassende und grundlegende Versorgung mit sekundären Pflanzenstoffen sicherzustellen, empfiehlt die Deutsche Gesellschaft für Ernährung (DGE) den Verzehr von fünf faustgroßen Einheiten Obst und Gemüse pro Tag. Vor allem bei erhöhtem Bedarf ist vor dem Hintergrund der aktuellen Studienlage die therapeutische Gabe eines Multivitalstoffpräparates mit einem hohen Anteil an nachgewiesenen sekundären Pflanzenstoffen bei folgenden Patienten sinnvoll, um die notwendige Zufuhr an sekundären Pflanzenstoffen sicherzustellen:

» *bei Unterversorgung aufgrund von Malappetenz, Malabsorption u.a. (z.B. krankheits- oder altersbedingt)*
» *bei metabolischem Syndrom*
» *zur Prävention von Herz-Kreislaufkrankheiten und Krebserkrankungen (v.a. bei familiär Vorbelasteten!)*
» *für Patienten mit Krankheiten, die auf chronischen Inflammationen beruhen (Krebs, Alzheimer, Parkinson, Arteriosklerose und andere koronare Herzkrankheiten, Fettleber, Diabetes Typ 2, chronische Nierenerkrankungen, Osteoporose, Arthrose, Rheuma, Psoriasis, chronische Bauchspeichelentzündung, chronisch-entzündliche Darmerkrankungen)*
» *als zusätzliche Gabe bei Patienten, die eine klinische Ernährung wie eine Trink- oder Sondennahrung benötigen*
» *Kinder (nur eins von vier Kindern verzehrt die von der DGE empfohlene Menge an Obst und Gemüse)*

5.1 Kriterien für hochwertige Präparate

Da die von der DGE empfohlene Verzehrmenge an Obst und Gemüse im Alltag oft nicht eingehalten wird und bei (Risiko-)Patienten ein erhöhter Bedarf vorliegt, empfehlen wir zusätzlich zu entsprechenden Ernährungsempfehlungen die Supplementierung mit qualitativ hochwertigen Nahrungsergänzungsmitteln. Dabei ist darauf zu achten, dass die entsprechenden Vitalstoffe nicht isoliert, sondern in ihrer natürlichen Matrix vorliegen. Denn es sind nicht die eigentlichen Vitalstoffe in ihrer reinen Form, die den gesundheitlichen Nutzen bringen, sondern deren Aufnahme im Rahmen von Nährstoffkomplexen. So liegt z.B. das Vitamin C in der Acerolakirsche nicht isoliert als reine Ascorbinsäure vor. Die Acerola enthält auch sämtliche biologischen Vorstufen, die im Rahmen der Reifung der Frucht zur Synthetisierung von Vitamin C notwendig sind. Das heißt, die Einbettung der Vitalstoffe in das Umfeld ihrer biologischen Metaboliten – vor allem der sekundären Pflanzenstoffe! – steigert deren Verträglichkeit und Bioverfügbarkeit um ein Vielfaches (Watzl 1995). Nur wenn die Vitamine in die sekundären Pflanzenstoffe eingebettet sind, können sie ihr volles Wirkpotenzial auf den menschlichen Organismus entfalten. Denn jede Körperzelle benötigt Anthoczane, Flavonoide usw., um verbrauchte Vitamine zu regenerieren und die Zellmembranen zu schützen.

Dies gilt im Übrigen auch für Mineralstoffe. Denn erst nach der Aufnahme in die Pflanze werden Nitrate, Sulfat, Phosphate usw. im Rahmen des Pflanzenstoffwechsels gelöst und an organische Bindungspartner gekoppelt, so dass sie dann als Gluconate, Orotate, Aspartate usw. gekoppelt für den Menschen gut bioverfügbar sind.

Eine hohe Bioverfügbarkeit liegt insbesondere bei flüssigen Präparaten vor. Man könnte annehmen, dass der Verzehr von entsprechenden Fruchtsäften die Versorgung mit sekundären Pflanzenstoffen verbessern könnte. Allerdings wird bereits durch Herstellung und Lagerung dieser Säfte der Gehalt an sekundären Pflanzenstoffen beeinträchtigt. So können z.B. zu hohe Temperaturen während der Verarbeitung der Früchte oder der Lagerung sowie Sauerstoff- und Lichteinfluss die Konzentration von Anthoczanen in Fruchtsäften innerhalb kurzer Zeit stark verringern (Irmler 2015). Ein weiteres Problem ist der hohe Zuckergehalt in Nektaren und Erfrischungsgetränken, die den 100prozentigen Säften oft vorgezogen werden und der mögliche positive Wirkungen der sekundären Pflanzenstoffe auf die Herz-Kreislauf-Gesundheit konterkariert.

Eine Alternative sind Multivitalstoffpräparate. Allerdings ist die Auswahl an solchen mit einem hohen standardisierten Anteil an sekundären Pflanzenstoffen noch ziemlich begrenzt. Die wenigen am Markt erhältlichen Vitalstoffkonzentrate enthalten kaum sekundäre Pflanzenstoffe. In der Regel liegen diese auch nicht in standardisierter Form vor und können auf den Etiketten daher auch nicht ausgewiesen werden. Diese eignen sich dann auch nicht für die therapeutische Gabe von sekundären Pflanzenstoffen. Kriterien, mit denen auch der Laie ein mit sekundären Pflanzenstoffen gut bestücktes Präparat leicht erkennen kann, liefert Tab. 2. Ein Beispiel für ein Präparat mit einem hohen ausgewiesenen Anteil an sekundären Pflanzenstoffen ist Vitalkomplex Dr. Wolz. 200 ml dieses Konzentrats enthalten die gleiche Menge an Polyphenolen wie 800 g frisches Obst und Gemüse.

Tabelle 2: Merkmale von Vitalstoffpräparaten mit hohem Anteil an sekundären Pflanzenstoffen

Dunkle rote Farbe	nur dann kann man davon ausgehen, dass ein respektabler Anteil an Anthozyanen und Carotinoiden enthalten ist
Dickflüssigkeit	in wässrigen Flüssigkeiten und Säften können per se nicht so viele Pflanzenstoffe enthalten sein wie in einem Konzentrat
Leichte bittere Note	Sekundäre Pflanzenstoffe schmecken bitter. Wenn ein Präparat nicht zumindest einen bitteren Nachgeschmack hat, sind entweder kaum oder nur wenige sekundäre Pflanzenstoffe enthalten – oder aber das Präparat wurde mit Zucker bzw. synthetischen Aromastoffen maskiert.
Valide Inhaltsangabe	statt eines Sammelsuriums an Inhaltsstoffen, die dann in der Regel nur in Spuren enthalten sind, sollten klar definierte Mikronährstoffe mit standardisierter Mengenangabe aufgeführt sein. Dies gilt insbesondere für den Anteil an den jeweiligen sekundären Pflanzenstoffen.

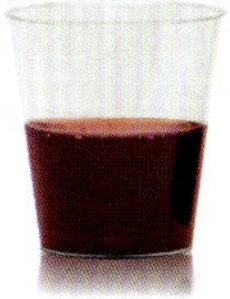

5.2 Supplementierung mit sekundären Pflanzenstoffen

Die Grundversorgung mit sekundären Pflanzenstoffen sollte über den Verzehr der von der DGE empfohlenen Menge an Obst und Gemüse sichergestellt werden. Da dies unter Alltagsbedingungen in der Regel nicht umgesetzt wird, empfehlen wir die Einnahme eines qualitativ hochwertigen Multivitalstoffpräparats mit ausgewiesenem Anteil an sekundären Pflanzenstoffen (z.B. Vitalkomplex Dr. Wolz). Vor allem bei Personen bzw. Patienten mit den weiter oben genannten Risikofaktoren empfiehlt sich darüber hinaus ein spezieller Ernährungsplan mit konkreten Vorschlägen hinsichtlich der Obst- und Gemüsesorten und die zusätzlich Gabe eines flüssigen Basispräparats.

Bei bestimmten Indikationen bietet sich die spezielle Supplementierung mit konzentrierten Extrakten an (s. Tab. 3).

Tabelle 3: Empfehlungen für Supplementierungen mit ausgewählten sekundären Pflanzenstoffen bei bestimmten Indikationen

Indikation	Empfehlung	Grund
Herz-Kreislauf-Erkrankungen, Prävention von Thrombosen, Arteriosklerose	Wasserlösliches Tomatenkonzentrat (z.B. Thromboflow®)	Reduktion der Aggregationsneigung der Thrombozyten, antientzündliche Effekte
	Anthoczane (z.B. in Vitalkomplex Dr. Wolz)	Reduktion der Aggregationsneigung der Thrombozyten, antientzündliche Effekte
Herz-Kreislauf-Erkrankungen, Herzinsuffizienz, Arteriosklerose, Hypertonie	Kakaoflavanole (z.B. Cardio care)	Regeneration des Endothels und Verbesserung der Gefäßelastizität, verbesserter Blutfluss, antientzündliche Effekte
	Anthoczane (z.B. in Vitalkomplex Dr. Wolz)	Antiartiosklerotische Wirkung

Indikation	Empfehlung	Grund
Hypercholesterinämie	Epigallocatechingallat (EGCG) (Grüntee)	Wirkt Akkumulation von Cholesterin entgegen
	Kakaoflavanole (z.B. Cardio care)	Erhöht HDL- und senkt LDL-Cholesterin
Krebs	Curcumin	Antitumorale Eigenschaften: u.a. Hemmung der Zellvermehrung und der Angiogenese, antiinflammatorische und antioxidative Wirkung
	Epigallocatechingallat (EGCG) (Grüntee)	Einfluss auf Aktivierung Tumorsupressorgene, Förderung der Apoptose
	Anthoczane (z.B. in Vitalkomplex Dr. Wolz)	Antitumorale Eigenschaften: Schutz vor Kanzerogenen, Auslösung der Apoptose, Beeinflussung der Autophagie, antiinflammatorische und antioxidative Wirkung
	Carotinoide (z.B. in Vitalkomplex Dr. Wolz)	Antitumorale Eigenschaften: Hemmung der Zellteilung, Auslösung der Apoptose, Beeinflussung der Immunfunktion, antientzündliche und antioxidative Wirkung
	Soja-Isoflavone	Antikanzerogene Wirkung
Cancer Fatigue	Curcumin	Hemmung neurodegenerativer Effekte
Erkrankungen auf Basis chronischer Entzündungen (z.B. Rheumatische Erkrankungen, M. Parkinson, M. Alzheimer, Reizdarm, Psoriasis)	Curcumin	antiinflammatorische und antioxidative Wirkung
	Epigallocatechingallat (EGCG) (Grüntee)	Unterdrückung von pro-inflammatorischen Cytokinen

Indikation	Empfehlung	Grund
Sarkopenie	Kakaoflavanole (z.B. Cardio care)	Positive Wirkung auf die Differenzierung der Muskelwachstums-Modulatoren
Adipositas	Kakaoflavanole (z.B. Cardio care)	Verringerung des Body-Mass-Index
	Epigallocatechingallat (EGCG) (Grüntee)	Reduktion der Fettaufnahme, Hemmung bestimmter Lipase-Aktivitäten, Erhöhung des Energie-Grundumsatzes
	Anthoczane (z.B. in Vitalkomplex Dr. Wolz)	Hemmende Effekte auf Körperfettakkumulation, Beeinflussung des Hungergefühls
Diabetes mellitus Typ II	Kakaoflavanole (z.B. Cardio care)	Verbesserung der Gefäßelastizität und damit Entgegenwirken bei Durchblutungsstörungen
	Wasserlösliches Tomatenkonzentrat (z.B. Thromboflow®)	Reduktion der bei Diabetikern erhöhten Aggregationsneigung der Thrombozyten
	Epigallocatechingallat (EGCG) (Grüntee)	Modulation des Fett- und Zuckerstoffwechsels, Verhinderung eines zu steilen Anstiegs des Blutzuckerspiegels
	Anthoczane (z.B. in Vitalkomplex Dr. Wolz)	Beeinflussung von Sensivität von Insulin in Fettzellen sowie der Expression des Glucosetransporters 4
Ausdauer-/ Leistungssport	Curcumin	Antiinflammatorische Wirkung
	Zitrusflavonoide	Schutz der Zellen vor freien Radikalen
	Kakaoflavanole	Verbesserung der Leistungsfähigkeit und Gefäßfunktion
	Wasserlösliches Tomatenkonzentrat (z.B. Thromboflow®)	Verhinderung der übermäßigen Thrombozytenaggregation bei Ausdauersport

Indikation	Empfehlung	Grund
Reiseübelkeit, tumor- bzw. therapiebedingte Übelkeit	Gingerol (Ingwer-Extrakt)	Antiemetische Wirkung durch Hemmung des Brechzentrums und magenstärkende Eigenschaften
(tumorbedingte) depressive Verstimmung, Stress- und Belastungssituationen, Nachlassen der Gedächtnisleistung	Safranal (Safran-Extrakt)	Erhöhung des Serotonin-Spiegels, Einfluss auf Bildung von Neurotransmittern, Schutzfunktion für Gehirnzellen
	Rosavin (Rhodiola Extrakt)	Aktivierung von Botenstoffen im Gehirn, Verbesserung der Stressverarbeitung, antidepressive Wirkung
Menopausenprobleme	Soja-Isoflavone	Positive Wirkung auf den Östrogen-Haushalt
Prostatakrebs und dessen Vorstufen	Leinsamenlignane (z.B. mit Lycopin als Bestandteil in Prostata Pro Dr. Wolz)	Hormoneller Einfluss auf die Prostata
	Lycopin	Verbessert Antioxidationsreaktion von Prostatazellen, hemmt Proliferation, induziert Apoptose
Myopie (Kurzsichtigkeit)	Anthoczane (z.B. in Vitalkomplex Dr. Wolz)	Reduktion der Augenermüdung, verbesserte Netzhautdurchblutung

Abkürzungsverzeichnis

Abb.	Abb.
ACE	Angiotensinkonvertierendes Enzym
ADP	Adenosintriphosphat
ARE	Antioxidant Response Element
ASS	Acetylsalicylsäure
BDNF	Brain-derived Neurotrophic Factor
COX-2	Cyclooxygenase 2
DGE	Deutsche Gesellschaft für Ernährung e. V.
DNS	Desoxyribonukleinsäure
EC	Epicatechin
ECG	Epicatechingallat
EFSA	European Food Safety Authority
EGC	Epigallocatechin
EGCG	Epigallocatechingallat
EMA	Europäische Arzneimittelagentur
eNOS	Endotheliale Stickstoffmonooxid-Synthase
EPC	Endotheliale Progenitorzelle
GLUT4	Glukosetransporter 4
G0	Ruhephase im Zellzyklus
G1	Teil der Interphase im Zellzyklus
GP IIb/IIIa	Glycoprotein IIb/IIa
GPx	Glutathionperoxidase
HDL	High Density Lipoprotein
HAT	Hydroxytryptamin
IGF	Insulin-like growth factor
IGFBP-3	Insulin-like growth factor-bindendes Protein 3

LDL	Low Density Lipoprotein
MAO	Monoaminooxidase
mg	Milligramm
MRI	Max-Rubner-Institut
NADPH	Nicotinamidadenindinukleotidphosphat
NFκB	Nuclear-Faktor-kappa-B
NO	Stickstoffmonooxid
NOS	Stickstoffmonooxid-Synthase
NPY	Neuropeptid Y
OH	Hydroxy-Gruppe
OPC	Oligomere Procyanidine
PAKV	Periphere arterielle Verschlusskrankheit
PSA	Prostataspezifisches Antigen
RBP4	Retinol-bindendes Protein
SOD	Superoxiddismutase
TNF-α	Tumornekrosefaktor-alpha
VEGF	Vascular endothelial growth factor

Glossar

Adaptogene	Pflanzliche Zubereitungen, die zur besseren Anpassung des Körpers an Stresssituationen eingesetzt werden oder positiv auf Stress-induzierte Krankheiten wirken sollen
Adipozyten	Fettgewebszellen
Adjuvant	helfend, unterstützend
Amyloide Plaques	Ablagerungen von β-Amyloid in der grauen Hirnsubstanz
Angiogenese	Neubildung von Blutgefäßen
Antiangiogenese	Der Angiogenese entgegenwirkend
antiatherogen	Der Entstehung von Arteriosklerose entgegenwirkend
Antiemetisch	Gegen Übelkeit und Erbrechen wirkend
antihypertensiv	Bluthochdruck entgegenwirkend
Apoptose	Programmierter Zelltod
Arterioskleroseindex	Verhältnis von LDL- zu HDL-Cholesterin zur Ermittlung des Arteriosklerose-Risikos
Atherothrombose	Arterienverschluss durch Blutgerinnsel infolge Einlagerung von Blutbestandteilen in den Arterienablagerungen
Autophagie	Das Auflösen von Fremdeiweißen in Zellen
Body-Mass-Index	(BMI) Maßeinheit für die Bewertung des Körpergewichts eines Menschen in Relation zu seiner Körpergröße. BMI = Körpermasse in kg durch Körperlänge in Metern zum Quadrat
Cyclooxygenase	Enzyme, die im Bereich des Arachidonsäure-stoffwechsels wirken und hier die Bildung von Prostaglandinen und Thromboxanen katalysieren
Demethylierung	Abspaltung einer Methylgruppe (CH3) aus einem Molekül durch Oxidation

Dyslipidämie	Verschiebung der Zusammensetzung von Lipiden im Plasma
Eikosanoide	Sammelbezeichnung für Substanzen, die aus der Arachidonsäure hervorgehen (z.B. Prostaglandine, Thromboxane, Leukotriene)
Endothel	Dünne Schicht aus Endothelzellen, die das Innere von Blutgefäßen auskleidet
Endotheliale Progenitorzelle	Im Blut zirkulierende Zellen mit der Fähigkeit Endothelzellen zu differenzieren
Epidemiologie	Wissenschaftsdisziplin, die sich mit der Verbreitung, den Ursachen und Folgen gesundheitsbezogener Ereignisse in Populationen befasst
Epigenetik	Forschungsgebiet der Biologie über den Einfluss verschiedener Faktoren auf die Aktivität der Gene, die damit verbundene dauerhafte Entwicklung einer Zelle und die Vererbung an die nächste Generation
Expression	Biosynthese von Proteinen anhand der genetischen Information (DNS)
Familiär adenomatöse Polyposis	Vererbte Krankheit, die mit vermehrtem Befall des Dickdarms mit Polypen einhergeht
Fibrinogen	Faktor I des Blutgerinnungssystems, gehört zu den Akute-Phase-Proteinen und wird in der Leber synthetisiert
Gluthation-S-Transferase	Enzyme, die über Glutathion organismusfremde organische Verbindung binden und entgiften können
Glykoprotein	Makromolekül, das aus einem Protein und einer oder mehreren kovalent gebundenen Kohlenhydratgruppen (Zuckergruppen) besteht
Goitrogen	Eine Vergrößerung der Schilddrüse hervorrufend
Inhibierung	Hemmung
Interleukine	Körpereigene Botenstoffe der Zellen des Immunsystems
Isothiocyanate	Flüchtige Spaltprodukte der Glucosinolate
kardiovaskulär	Herz und Gefäße betreffend

Konjugationsreaktion	Reaktionen der Phase-II-Enzyme, bei der für den Körper potenziell gefährliche Substanzen in wasserlösliche und damit ausscheidbare Stoffe umgewandelt werden
Krebsmortalität	Durch Krebs verursachte Sterberate
Leukotrienen	Eikosanoide mit proinflammatorischer Wirkung
Mediatoren	Moleküle, die als Signalstoffe bei Entzündungs- und Immunreaktionen gebildet werden
Monoamino-Oxidase	Enzyme, die an Entgiftungsreaktionen im Körper beteiligt sind (Phase-II)
Myopie	Kurzsichtigkeit
Neuriten	Zellfortsatz einer Nervenzelle
Neurogenesis	Bildung von Nervenzellen aus Stammzellen
Neurotrophine	Signalstoffe, die Verbindungen zwischen Nervenzellen bewirken
NFκB	Transkriptionsfaktor, der an bestimmte Abschnitte der DNS bindet und das Ablesen der Gene beeinflusst. Er spielt eine Rolle bei der Immunantwort und bei der Entstehung von Entzündungen
Nukleophile Stellen der DNS	Reaktionsfreudige Abschnitte der DNS
Ovarien	Eierstöcke
Ösophagus	Speiseröhre
Östrogen- und Androgenrezeptoren	Bindungsstellen, an welche die Steroidhormone Östrogen und Testosteron binden
Pathogenese	Entstehung und Entwicklung einer Krankheit
Phase-I und II-Enzyme	Enzymsysteme zur Entgiftung von körpereigenen und -fremden Substanzen, die potenziell schädlich wirken könnten
Phytotherapie	Pflanzenheilkunde, bei der statt Arzneimittel Heilpflanzen verwendet werden
Psychotrope Wirkung	Auf die Psyche wirkend

Polyzyklische aromatische Kohlenwasserstoffe	Ringförmige, organische Verbindungen, die in der Umwelt ubiquitär vorkommen und kanzerogen wirken können. Beispiel: Benz[a]pyren
Proinflammatorische Cytokine	Proteine, die als Signalstoffe die Entstehung von Entzündungen beeinflussen können
Prokanzerogene	Vorstufe einer Substanz, die Krebs erzeugen kann
Pseudopodien	(„Haftfüßchen") temporäre Ausstülpungen der Thrombozyten
Regulatorprotein	Proteine, die biochemische Prozesse regulieren. Regulatorproteine der Transkription von DNS-Abschnitten werden auch Transkriptionsfaktoren genannt
Relaxieren	entspannen
Sarkopenie	Degenerativer altersbedingter Abbau der Skelettmuskulatur
Sezernierung	Ausschüttung
Signalwege	Übertragung von Signalen in der Zelle aufgrund äußerer Reize, die zu zellulären Effekten führt
TNF-α	Transkriptionsfaktor des Immunsystems, der Entzündungsreaktionen beeinflusst
Transkriptionsfaktoren	Proteine, die biochemische Prozesse regulieren
Thromboxan	Arachidonsäurederivat, das die Thrombozytenaggregation fördert
Trombozytenaggregation	Zusammenlagerung von Blutplättchen
Tumorsupressorgene	Gene, die die Bildung von Tumoren unterdrücken, indem sie die den programmierten Zelltod einleiten
Überexpression	Stark erhöhte Expression eines Gens in einer Zelle
Vasodilatation	Erweiterung der Blutgefäße
Vasokonstriktoren	Stoffe, die an den Blutgefäßen eine Gefäßverengung (Vasokonstriktion) auslösen
Zelldifferenzierung	Entwicklung einer Zelle zu einer höher spezialisierten Zelle

Literatur

A.A. Noorbalaa, S. Akhondzadeha, N. Tahmacebi-Poura, A.H. Jamshidib (2005) Hydro-alcoholic extract of Crocus sativus L. versus fl uoxetine in the treatment of mild to moderate depression: a double-blind, randomized pilot trial. Journal of Ethnopharmacology, 97 (2): 281-284

Aggarwal, B.B. et al.: Curcumin: an orally bioavailable blocker of TNF and other proinflamatory biomarkers. Br J Pharmacol. 2013 Aug; 169 (8):1672-92.

Bachmeier B et al.: The chemopreventive polyphenol Curcumin prevents hematogenous breast cancer metastases in immunodeficient mice. Cell Physiol Biochem. 2007; 19 (1-4):137-52.

Bareis, P. et Stehle, P. Human-Studien zur Bioverfügbarkeit von Catechinen. Deutsches Tee-Institut. 2002

Basnet, P. et Skalko-Basnet, N.: Curcumin: an anti-infl ammatory molecule from a curry spice on the path to cancer treatment. Molecules. 2011 Jun 3; 16 (6):4567-98.

Boivin, D.; Blanchette, M.; Barrette, S.; Moghrabi, A.; Béliveau, R. (2007) Inhibition of cancer cell proliferation and suppression of TNF-induced activation of NFkappaB by edible berry juice. Anticancer Res. 27 (2): 937-48

Bolhassania, A. et al.: Saffron and natural carotenoids: Biochemical activities and antitumor effects. Biochimica et Biophysica Acta (BBA) – Reviews on Cancer, 2014, 1845: 20-30

Buijsse B, Feskens EJ, Kok FJ et al. Cocoa intake, blood pressure, and cardiovascular mortality: the Zutphen Elderly Study. Arch Intern Med, 2006. 166 (4): 411–417.

Buijsse B, Weikert C, Drogan D et al. Chocolate consumption in relation to blood pressure and risk of cardiovascular disease in German adults. Eur Heart J, 2010. 31 (13): 1616–1623.

Buitrago-Lopez A, Sanderson J, Johnson L et al. Chocolate consumption and cardiometabolic disorders: systematic review and meta-analysis. BMJ, 2011. 343: d4488.

Cheng TS et al.: Curcumin-targeting pericellular serine protease matriptase role in suppression of prostate cancer cell invasion, tumor growth, and metastasis. Cancer Prev Res (Phila). 2013 May; 6 (5):495-505.

Chung S. Yang, Hong Wang, Guang Xun Li, Zhihong Yang, Fei Guan, Huanyu Jin (2011) Cancer prevention by tea: Evidence from laboratory studies. Pharmacological Research. 64(2): 113-122

Chung S. Yang, Xin Wang (2010) Green tea and cancer prevention. Nutrition and Cancer. 62(7): 931-937

Corti, R, Flammer, A.J., Hollenberg, N.K. et al. Cocoa and cardiovascular health. Circulation, 2009. 119 (10):1433–1441.

Crozier, A.; Jaganath, I.; Clifford, M. (2009): Dietary phenolics: chemistry, bioavailability and effects on health. Nat. Prod. Rep. 26 (8): 1001-1043.

Davison K. et al.: Dose-related effects of flavanol-rich cocoa on blood pressure. J Hum Hypertens. 2010 Sep;24(9):568-76. doi: 10.1038/jhh.2009.105. Epub 2010 Jan 21.

Del Rio, D.; Borges, G.; Crozier, A. (2010): Berry flavonoids and phenolics: bioavailability and evidence of protective effects. Br J Nutr 104 (S3): S67–S90.

Desideri, G., Kwik-Uribe,C., Grassi, D. et al. Benefits in cognitive function, blood pressure, and insulin resistance through cocoa flavanol consumption in elderly subjects with mild cognitive impairment: the Cocoa, Cognition, and Aging (CoCoA) study. Hypertension, 2012. 60 (3): 794–801.

DGE – Deutsche Gesellschaft für Ernährung e.V.: 12. Ernährungsbericht. Bonn 2012, S. 355ff

di Giuseppe R, Di Castelnuovo A, Centritto F et al. Regular consumption of dark chocolate is associated with low serum concentrations of Creactive protein in a healthy Italian population. J Nutr, 2008. 138 (10): 1939–1945.

Djousse L, Hopkins PN, North KE et al. Chocolate consumption is inversely associated with prevalent coronary heart disease: the National Heart, Lung, and Blood Institute Family Heart Study. Clin Nutr. 30 (2): 182–187.

Doggui S et al.: Curcumin protects neuronal-like cells against acrolein by restoring Akt and redox signaling pathways. Mol Nutr Food Res. 2013 Sep; 57 (9):1660-70.

Du G-J, Zhang Z, Wen X-D, Yu C, Calway T, Yuan C-S, Wang C-Z. (2012) Epigallocatechin Gallate (EGCG) is the most effective cancer chemopreventive polyphenol in green tea. Nutrients. 4(11):1679-1691

Faridi, Z.. et al.: Acute dark chocolate and cocoa ingestion and endothelial function: a randomized controlled crossover trial. Am J Clin Nutr. 2008 Jul; 88 (1):58-63.

Flammer, A.J., Luscher, T.F. Three decades of endothelium research: from the detection of nitric oxide to the everyday implementation of endothelial function measurements in cardiovascular diseases. Swiss Med Wkly, 2010. 140: p. w13122.

Flammer, A.J., Sudano, I., Wolfrum, M. et al. Cardio Eur Heart J, 2012. 33 (17): 2172–2780.

Finley, J.; Kong, A.; Hintze, K.; Jeffery, E.; Ji, L.; Lei, X. (2011): Antioxidants in Foods: State of the Science Important to the Food Industry. J Agric Food Chem 59 (13): 6837–6846.

Ghadrdoost B, Vafaei AA, Rashidy-Pour A, Hajisoltani R, Bandegi AR, Motamedi F, Haghighi S, Sameni HR, Pahlvan S. (2011) Protective effects of saffron extract and its active constituent crocin against oxidative stress and spatial learning and memory deficits induced by chronic stress in rats.
European Journal of Pharmacology, 667 (1-3): 222-9

Gupta, S.C. et al.: Therapeutic roles of curcumin: lessons learned from clinical trials. AAPS J. 2013 Jan; 15 (1):195-218.

Gupta, A.; Vij, G., Sharma, S., Tirkey, N., Rishi, P., Chopra, K. (2009) Curcumin, a polyphenolic antioxidant, attenuates chronic fatigue syndrome in murine water immersion stress model. Immunobiology. 214 (1): 33-39

Gutierrez-Salmean G. et al.: Effects of (-)-epicatechin on molecular modulators of skeletal muscle growth and differentiation. J Nutr Biochem. 2014 Jan;25(1):91-4. doi: 10.1016/j.jnutbio.2013.09.007. Epub 2013 Oct 18.

Hartley, L. et al.: Green and black tea for the primary prevention of cardiovascular disease. The Cochrane Database of Systematic Reviews. 6, 2013

Heiss, R: Lebensmitteltechnologie 1991

Heiss C, Jahn S, Taylor M et al. Improvement of endothelial function with dietary flavanols is associated with mobilization of circulating angiogenic cells in patients with coronary artery disease. J Am Coll Cardiol, 2010. 56 (3): 218–224.

Henrotin Y et al.: Curcumin: a new paradigm and therapeutic opportunity for the treatment of osteoarthritis: curcumin for osteoarthritis management. Springerplus. 2013 Dec; 2 (1):56.

Hollman, P.; Cassidy, A.; Comte, B.; Heinonen, M.; Richelle, M.; Richling, E. (2011): The Biological Relevance of Direct Antioxidant Effects of Polyphenols for Cardiovascular Health in Humans Is Not Established. Journal of Nutrition 141 (5): 989S–1009S.

Horn, P et al.: Dietary flavanol intervention lowers the levels of endothelial microparticles in coronary artery disease patients.Br J Nutr. 2014 Apr 14;111(7):1245-52. doi: 10.1017/S0007114513003693. Epub 2013 Nov 29.

Horneber, M., Fischer, I., Dimeo, F., Rüffer, J., Weis, J. (2012) Tumor-assozierte Fatigue, Epidemiologie, Pathogenese, Diagnostik und Therapie. 109 (9): 161-171

Hou, D. (2003): Potential mechanisms of cancer chemoprevention by anthocyanins. Current Molecular Medicine 3: 149–159.

Huang G et al.: Curcumin protects against collagen-induced arthritis via suppression of BAFF production. J Clin Immunol. 2013 Apr; 33 (3):550-7.

Hyun-Ju Jang, Simone D. Ridgeway, Jeong-a Kim (2013) Effects of the green tea polyphenol epigallocatechin-3-gallate on high-fat diet-induced insulin resistance and endothelial dysfunction. American Journal of Physiology – Endocrinology and Metabolism. 305(12): E1444-1451
Immunopharmacol. 2012 Feb; 12 (2):368-77.

Irmler, A.B.: Anthoczane in Fruchtsäften. Entwicklung, sensorische Beurteilung und analytische Charakterisierung von Frucht- und Gemüsesäften auf der Grundlage von anthocyanreichem Beerenobst. Wiesbaden 2015

Janszky I, Mukamal KJ, Ljung R et al. Chocolate consumption and mortality following a first acute myocardial infarction: the Stockholm Heart Epidemiology Program. J Intern Med, 2009. 266 (3): 248–257.

Jeong-A. Kim (2008) Mechanisms underlying beneficial health effects of tea catechins to improve insulin resistance and endothelial dysfunction. Endocrine, Metabolic & Immune Disorders-Drug Targets. 8 (2): 82-88

Jieliang Li, Li Ye, Xu Wang, Jinping Liu, Yizhong Wang, Yu Zhou and Wenzhe Ho (2012) (–)-Epigallocatechin gallate inhibits endotoxin-induced expr ession of inflammatory cytokines in human cerebral microvascular endothelial cells. Journal of Neuroinflammation. 9:161

Johnson, R,. Bryant, S., Huntley, A.L.: Green tea and green tea catechin extracts: an overview of the clinical evidence. Maturitas. 73(4): 280-287, 2012
Julie L. Ryan, Charles E. Heckler, Joseph A. Roscoe, Shaker R. Dakhil, Jeffrey Kirshner, Patrick J.

Flynn, Jane T. Hickok, Gary R. Morrow (2012) Ginger (Zingiber officinale) reduces acute chemotherapyinduced nausea: a URCC CCOP study of 576 patients. Supportive Care in Cancer. 20(7): 1479-1489

Killian, P.H. et al.: Curcumin Inhibits Prostate Cancer Metastasis in vivo by Targeting the Inflamatory Cytokines CXCL-1 and -2. Carcinogenesis inline, 5. Oktober 2012.

Knasmüller, S. (Hrsg.) (2014): Krebs und Ernährung. 1. Aufl. Stuttgart: Thieme Verlag.

Kunnumakkara, A.B. et al. Curcumin inhibits proliferation, invasion, angiogenesis and metastasis of different cancers through interaction with multiple cell signaling proteins. Cancer Lett. 2008 Oct 8; 269 (2):199-225.

Larsson, S. C. und A. Wolk (2005). „Tea consumption and ovarian cancer risk in a population-basedcohort.“ Arch Intern Med 165(22): 2683–6.

Loffredo,, L. et al.: Dark chocolate acutely improves walking autonomy in patients with peripheral artery disease. J Am Heart Assoc. 2014 Jul 2;3(4). pii: e001072. doi: 10.1161/JAHA.114.001072.

Lu WD et al.: Effect of curcumin on human colon cancer multidrug resistance in vitro and in vivo. Clinics (Sao Paulo). 2013 May; 68 (5):694-701.

Mao, T., Van De Water J, Keen CL et al. Cocoa procyanidins and human cytokine transcription and secretion. J Nutr, 2000. 130 (8S Suppl): 2093S–2099S.

Megan, E. Cavet, Karen L. Harrington, Thomas R. Vollmer, Keith W. Ward, Jin-Zhong Zhang (2011) Anti-inflammatory and anti-oxidative effects of green tea polyphenol epigallocatechin gallat in human corneal epithelial cells. Molecular Vision. 17:533-542

Mellor, D.D., Sathyapalan T, Kilpatrick ES et al. High-cocoa polyphenolrich chocolate improves HDL cholesterol in Type 2 diabetes patients. Diabet Med. 2010, 27 (11): 1318–1321.

Messerli, F.H. Chocolate consumption, cognitive function, and Nobel laureates. N Engl J Med, 2012. 367 (16): 1562–1564.

Meyer, K. (2002): Carotinoide – Bedeutung und technische Synthesen: Farbenfrohe Antioxidantien. Chemie in unserer Zeit 36 (3):178-192.

Mostofsky E, Levitan EB, Wolk A et al. Chocolate intake and incidence of heart failure: a population-based prospective study of middle-aged and elderly women. Circ Heart Fail, 2010. 3 (5): 612–616.

Munzel T, Gori T, Bruno RM et al. Is oxidative stress a therapeutic target in cardiovascular disease? Eur Heart J, 2010. 31 (22): 2741–2748

Nehlig, A. The neuroprotective effects of cocoa flavanol and its influence on cognitive performance. Br J Clin Pharmacol, 2012.

O'Kennedy, N. et al.: Effects of antiplatelet components of tomato extract on platelet function in vitro and ex vivo: a time-course cannulation study in healthy humans, in: Am J Clin Nutr 2006;84:570 –9. American Society for Nutrition

O'Kennedy, N. et al.: Effects of tomato extract on platelet function: a double-blinded crossover study in healthy humans, in: Am J Clin Nutr 2006;84:561–9. American Society for Nutrition

Olivera, A. et al.: Inhibition of the NF-κB signaling pathway by the curcumin analog, 3,5-Bis(2-

Olsson, E.M. et al.: Randomised, double-blind, placebo-controlled, parallel-group study of the standardized extract shr-5 of the roots of Rhodiola rosea in the treatment of subjects with stress-related fatigue. Planta Med. 2009 Feb; 75 (2):105-12.

Pan, M.-H; Lai, C.-H; Ho, C.-T (2010): Anti-inflammatory activity of natural dietary Flavonoids. Food Funct 1: 15–31.

Panossian, A. et al.: Rosenroot (Rhodiola rosea): traditional use, chemical composition, pharmacology and clinical efficacy. Phytomedicine. 2010 Jun; 17 (7):481-93.

Persson, I.A., Persson K, Hagg S et al. Effects of cocoa extract and dark chocolate on angiotensinconverting enzyme and nitric oxide in human endothelial cells and healthy volunteers – a nutrigenomics perspective. J Cardiovasc Pharmacol, 2011. 57(1): 44–50.

Ried, K. et al.: Effect of cocoa on blood pressure. Cochrane Database Syst Rev. 2012 Aug 15;8:CD008893

Riegsecker S. et al.: Potential benefits of green tea polyphenol EGCG in the prevention and treatment of vascular inflammation in rheumatoid arthritis. Life Sci. 2013 Sep 3; 93(8):307-12.

Roohbakhsha, A.; Parhiza, H.; Soltanib, F.; Rezaeea, R.; Iranshahic, M. (2015): Molecular mechanisms behind the biological effects of hesperidin and hesperetin for the prevention of cancer and cardiovascular diseases. Life Sciences. 124: 64-74.

Ryan JL et al.: Curcumin for radiation dermatitis: a randomized, double-blind, placebo-controlled clinical trial of thirty breast cancer patients. Radiat Res. 2013 Jul; 180 (1):34-43.

Schiborr, Ch. Et al.: The oral bioavailability of curcumin from micronized powder and liquid micelles is significantly increased in healthy humans and differs between sexes. Mol. Nutr. Food Res. 2014, 0, 1–12

Schmandke, H. (2002) Resveratrol und Piceid in Weintrauben und Erdnüssen sowie daraus hergestellte Produkte. Ernährungs-Umschau. 49 (9): 349-51.

Schmidt, M. et al.: Saffron in phytotherapy: Pharmacology and clinical uses. Wiener medizinische Wochenschrift, 157, 2007, (13-14): 315-319

Schramm DD, Karim M, Schrader HR et al. Food effects on the absorption and pharmacokinetics of cocoa flavanols. Life Sci, 2003. 73 (7): 857–869.

Schroeter H. et al.: (-)-Epicatechin mediates beneficial effects of flavanol-rich cocoa on vascular function in humans. Proc Natl Acad Sci U S A. 2006 Jan 24;103(4):1024-9. Epub 2006 Jan 17.

Shahin Akhondzadeh, Najaf Tahmacebi-Pour, Ahamad-Ali Noorbala, Homayoun Amini, Hassan Fallah-Pour, Amir-Hossein Jamshidi, Mousa Khani (2005) Crocus sativus L. in the treatment of mild to moderate depression: a double-blind, randomized and placebo-controlled trial. Phytotherapy Research, 19 (2): 148-151

Sharayah Riegseckera, Dustin Wiczynskia, Mariana J. Kaplanb, Salahuddin Ahmeda (2013) Potential benefits of green tea polyphenol EGCG in the prevention and treatment of vascular inflammation in rheumatoid arthritis. Life Sciences. 8(3): 307-312

Shebaby, W.N. et al.: Antioxidant and hepatoprotective activities of the oil fractions from wild carrot (Daucus carota ssp. carota). Pharm Biol. 2015 Apr 9:1-10. [Epub ahead of print]

Shih, P.; Yeh, C.; Yen, G. (2007): Anthocyanins Induce the Activation of Phase II Enzymes through the Antioxidant Response Element Pathway against Oxidative Stress-Induced Apoptosis. J Agric Food Chem 55 (23): 9427–9435.

Stellungnahme der DGE (2012): „Gemüse und Obst in der Prävention ausgewählter chronischer Krankheiten".

Stote KS, Clevidence BA, Novotny JA et al. Effect of cocoa and green tea on biomarkers of glucose regulation, oxidative stress, inflammation and hemostasis in obese adults at risk for insulin resistance. Eur J Clin Nutr, 2012. 66 (10): 1153–1159.

Sudano I, Roas S, Noll G. Vascular abnormalities in essential hypertension. Curr Pharm Des, 2011. 17(28): p. 3039-44

Sudano I, Flammer AJ, Roas S et al. Cocoa, blood pressure, and vascular function. Curr Hypertens Rep,2012. 14 (4): 279–284.

Susanne Henning, Piwen Wang, Catherine Carpenter, David Heber (2013) Epigenetic effects of green tea polyphenols in cancer. Epigenomics. 5(6): 729-741

Takahashi, A. et al.: Mechanism-based inhibition of cancer metastasis with (–)-epigallocatechin gallate. Biochemical and Biophysical Research Communications, 2013,. 443(1): 1-6

Takahashi, M. et al.: Effects of Curcumin Supplementation on Exercise-Induced Oxidative Stress in Humans. Int J Sports Med. 2013 Oct 28.

Thederan, I. et al.: Ernährungsgewohnheiten und sportliche Aktivitäten von Patienten mit einem Prostatakarzinom vor Radikaler Prostatektomie. Aktuelle Ernährungsmedizin. 39: 190-191, 2014

Tokede OA, Gaziano JM, Djousse L. Effects of cocoa products/dark chocolate on serum lipids: a metaanalysis. Eur J Clin Nutr. 2011, 65 (8): 879–886.

Tomé-Carneiro, J.; Gonzálvez, M.; Larrosa, M.; Yáñez-Gascón, M.; García-Almagro, F.; Ruiz-Ros, J.; García-Conesa, M.; Tomás-Barberán, F.; Espín, J. (2012) One-year consumption of a grape nutraceutical containing resveratrol improves the inflammatory and fibrinolytic status of patients in primary prevention of cardiovascular disease. Am J Cardiol. 110 (3): 356-63.

Totzeck M. et al.: Abstract P1696, Clin Res Cardiol 101, 2012

Trujillo J et al.: Renoprotective effect of the antioxidant curcumin: Recent findings. Redox Biol. 2013 Sep 17; 1 (1):448-456.

Tsuda, T. (2012): Dietary anthocyanin-rich plants: Biochemical basis and recent progress in health benefits studies. Mol Nutr Food Res 56 (1): 159–170.

van Diermen D. et al.: Monoamine oxidase inhibition by Rhodiola rosea L. roots. J Ethnopharmacol. 2009 Mar 18;122(2):397-401.

Wagner, H. (Hrsg) (1999): Arzneidrogen und ihre Inhaltsstoffe, Pharmazeutische Biologie Bd. 2. 6. Auflage. Stuttgart: Wissenschaftliche Verlagsgesellschaft.

Wang Y et al: Curcumin as a potential treatment for Alzheimer‘s disease: a study of the effects of curcumin on hippocampal expression of glial fi brillary acidic protein. Am J Chin Med. 2013; 41 (1):59-70.

Wang, L.; Stoner, G. (2008): Anthocyanins and their role in cancer prevention. Cancer Letters 269 (2): 281–290.

Watzl, B. (1999): Bioaktive Substanzen in Lebensmitteln. 2. Aufl. Stuttgart: Hippokrates.

Watzl, B.; Bub, A. (2001d): Carotinoide. Ernährungs Umschau 48 (2): 71-74.

Watzl, B. (2001c): Glucosinolate. Ernährungs Umschau 48 (8): 330–333.

Watzl, B.; Briviba, K.; Rechenkammer, G. (2002): Anthoczane. Ernährungs Umschau 49 (4): 148–150.

Watzl, B.; Rechenkammer, G. (2001a): Flavoniode. Ernährungs Umschau 48 (12): 498–502.

Watzl, B.; Rechenkammer, G. (2001b): Phenolsäuren. Ernährungs Umschau 48 (10): 413–416.

West, SG et al.: Effects of dark chocolate and cocoa consumption on endothelial function and arterial stiffness in overweight adults. Br J Nutr. 2014 Feb;111(4):653-61. doi: 10.1017/S0007114513002912. Epub 2013 Nov 25.

Wirtz PH. Et al.: Dark chocolate intake buffers stress reactivity in humans. J Am Coll Cardiol. 2014 Jun 3;63(21):2297-9. doi: 10.1016/j.jacc.2014.02.580. Epub 2014 Mar 26.

Youn-Jung Kim, Hae-Jeong Park, Seo-Hyun Yoon, Mi-Ja Kim, Kang-Hyun Leem, Joo-Ho Chung, Hye-Kyung Kim (2005): Anticancer effects of oligomeric proanthocyanidins on human colorectal cancer cell
line, SNU-C4. World J Gastroenterol; 11(30):4674-4678.

Yu Wang, Chi-Tang Ho (2009) Polyphenolic Chemistry of Tea and Coffee: A Century of Progress. Journal of Agricultural and Food Chemistry. 57 (18): 8109-8114

Zafra-Stone, S.; Yasmin, T.; Bagchi, M.; Chatterjee, A.; Vinson, J. A.; Bagchi, D. (2007): Berry anthocyanins as novel antioxidants in human health and disease prevention. Mol Nutr Food Res 51 (6): 675–683.

Zhang Z, Wang CZ, Wen XD, Shoyama Y, Yuan CS (2013) Role of saffron and its constituents on cancer chemoprevention. Pharmaceutical Biology, 15 (7): 920-4

Zingg, J. (2013): Molecular mechanisms of hypolipidemic effects of curcumin. Biofactors. 39

Über die Autoren

Dr. rer. nat. Anja Bettina Irmler

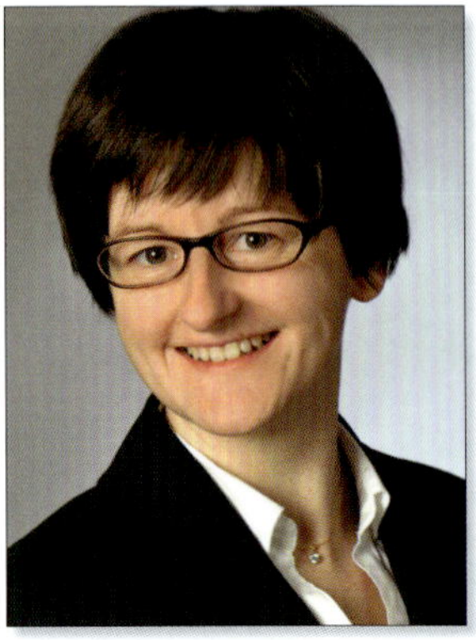

Anja Bettina Irmler (geb. Fröhling) studierte an der Justus-Liebig-Universität Gießen Ernährungswissenschaften. Nach ihrem Master-Abschluss war sie als wissenschaftliche Mitarbeiterin an der Forschungsanstalt im Institut für Weinanalytik und Getränketechnologie tätig. Im Rahmen eines vom Bundesministerium für Bildung und Forschung finanzierten Projekts promovierte sie 2015 über sekundäre Pflanzenstoffe („Anthoczane in Fruchtsäften"). Derzeit unterrichtet sie an den Beruflichen Schulen Rheingau und arbeitet als Wissenschaftsautorin.

Bisherige Veröffentlichungen:

- *Dietrich, H.; Fröhling, B.; Hofmann, D.; Rühl, E.; Will, F. (2009) Herstellung von Roten Traubensäften und Anthoczanextrakten aus dem Trester anthocyanreicher Traubensorten. Deutsche Lebensmittel Rundschau 105: 695-702.*
- *Drossard C.; Fröhling B.; Dietrich H.; Kersting M. (2011) Anthocyanin analysis in banana fruit – a mistake. Am J Clin Nutr 93 (4): 865*
- *Drossard, C.; Fröhling, B.; Bolzenius, K.; Dietrich, H.; Kunz, C.; Kersting, M. (2012) Liking of anthocyanin-rich juices by children and adolescents. Appetite 58: 623-628.*
- *Fröhling, B.; Patz, C.; Dietrich, H.; Will, F. (2012) Anthocyanins, total phenolics and antioxidant capacities of commercial red grape juices, black currant and sour cherry nectars. Fruit Processing 3:100-104*
- *Fröhling, B.; Patz, C.; Dietrich, H.; Will, F. (2012) Anthoczane, Gesamtphenole undantioxidative Kapazität in kommerziell erhältlichen roten Traubensäften, Johannisbeer- und Sauerkirschnektaren. Flüssiges Obst 7:260-264*
- *Graf, D.; Seifert, S.; Bub, A.; Fröhling, B.; Dold, S.; Unger, F.; Römpp, A. (2013) Anthocyanin-rich juice does not affect gut-associated immunity in Fischer rats. Mol Nutr Food Res 57(10):1753-61*
- *Dietrich, H.; Hey, M.; Patz, C.; Kürbel, P.; Fröhling, B. (2013) Carotinoid content and flavor of pumpkin juice. Winterhalter, P.; Ebeler, S. (Hg.) Carotinoid Cleavage Products. ACS Symposium Series 1134. American Chemical Society, Washington, DC*
- *Kuntz, S.; Kunz, C.; Herrmann, J.; Borsch, C.; Abel, G.; Fröhling, B.; Dietrich, H.; Rudloff, S. (2014): Anthocyanins from fruit juice improve antioxidant status of healthy young people without affecting anti-inflammatory parameters: results from the randomized double-blind placebo controlled cross-over ANTHONIA study. Br J Nutr 112(6): 925-36*
- *Irmler, A. B. (2015) Anthoczane in Fruchtsäften – Entwicklung, sensorische Beurteilung und analytische Charakterisierung von Frucht- und Frucht-Gemüsesäften auf der Grundlage von anthocyanreichem Beerenobst. Eubiotika M.O. Verlag e. K., Wiesbaden*

Dr. med. Dipl. Ing. Georg Wolz

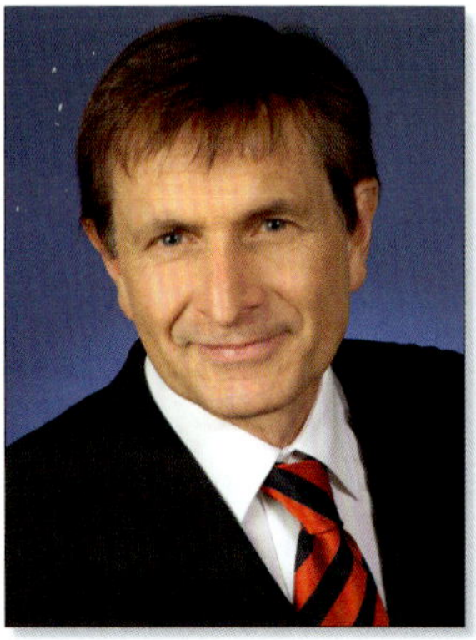

Georg Wolz studierte an den Technischen Universitäten Berlin und München Biotechnologie und Ernährungstechnologie. Anschließend begann er ein Medizinstudium an der Johan-Gutenberg-Universität Mainz, das er mit einer Promotion abschloss. Danach folgte die Ausbildung zum Facharzt für Allgemeinmedizin sowie zahlreiche Weiterbildungen – u.a. zum Ernährungsmediziner der Deutsche Gesellschaft für Ernährungsmedizin (DGEM). Nach Tätigkeiten in verschiedenen Krankenhäusern arbeitete Wolz als niedergelassener Arzt mit eigener Praxis im Raum Bingen. Schon früh interessierten ihn Fragen der Ernährungsmedizin. Mit seinem Vater, dem Biotechnologen Siegfried Wolz, arbeitete er an der Weiterentwicklung der faszinierenden Enzym-Hefezellen. Vor dem Hintergrund seiner fachlichen Expertise und seiner langjährigen praktischen Erfahrung in der Arbeit mit Patienten entwickelte er viele innovative Nahrungsergänzungspräparate, die von Therapeuten und Patienten auf der ganzen Welt geschätzt werden. Schon früh erkannte Wolz die Bedeutung der sekundären Pflanzenstoffe für die menschliche Gesundheit, was ihn veranlasste, in diesem ernährungsmedizinischen Bereich eigene Forschungen anzustellen und gezielte Supplementierungen mit ausgewählten Pflanzenstoffen zu entwickeln. Georg Wolz meldet sich regelmäßig mit Fachbeiträgen zu ernährungsmedizinischen Fragen und als Redner auf Fachkongressen zu Wort.

Impressum

Dr. rer. nat. Anja Bettina Irmler

Dr. med. Georg Wolz

Sekundäre Pflanzenstoffe:
Einsatz in der naturheilkundlichen Therapie

ISBN 978-3-944592-10-7

1. Auflage 2015

Bibliographische Information der Deutschen Nationalbibliothek
Die Deutsche Nationalbibliothek verzeichnet diese Publikation in der Deutschen Nationalbibliographie; detaillierte bibliographische Daten sind im Internet über http://dnb.d-nb.de abrufbar.

Lektorat: Maja Kunze, MK Büro
Gestaltung: Manuela Kloos, MK Kontur
Grafiken (S. 6,7,27, 28, 49): Wolfgang Herzig

Printed in Germany

Bildnachweis:
Titelbild rechts vorne: Kurhan - Fotolia
Titelbild links vorne: seralex - Fotolia

Innenseiten:

von links nach rechts: Tim UR - Fotolia, beyhan yazar - istock, Lsantilli - Fotolia, ExQuisine - Fotolia, ExQuisine - Fotolia - Seite 16
sunabesyou - Fotolia - Seite 22
photoglyk - Fotolia - Seite 24
Natika - Fotolia - Seite 25
Tomate: Natika - Fotolia - Seite 27
Tomate: Natika - Fotolia - Seite 28
konok1a - Fotolia - Seite 29
M.studio - Fotolia - Seite 34
Marco Speranza - Fotolia - Seite 37
FomaA - Fotolia - Seite 40
Reika - Fotolia - Seite 43
volff - Fotolia - Seite 47
matttilda - Fotolia - Seite 53
PhotoEd - Fotolia - Seite 55
Anton Ignatenco dionisvera@gmail.com - Fotolia - Seite 57
msk.nina - Fotolia - Seite 58
Visions-AD - Fotolia - Seite 61
guukaa - Fotolia - Seite 62
Minerva Studio - Fotolia - Seite 63
Sebastian Duda - Fotolia - Seite 64
Kurhan - Fotolia - Seite 65
monropic - Fotolia - Seite 71